慢性病体质养生指导系列丛书

过敏性鼻炎体质养生指导

张晓天　郭丽雯　主编

科学出版社
北京

内 容 简 介

本书以中医“治未病”理论为基础，从中医体质角度出发，共分四个章节，第一章介绍过敏性鼻炎的基本知识；第二章为过敏性鼻炎患者提供基本的养生指导；第三章着重介绍过敏性鼻炎患者的常见体质类型及适合不同体质类型的中药、膳食及穴位按摩等养生方法；第四章则针对常见的过敏性鼻炎合并症做出具体的养生指导。本书实用性及可操作性强，可供广大过敏性鼻炎患者进行日常自我保健。

图书在版编目(CIP)数据

过敏性鼻炎体质养生指导/张晓天，郭丽雯主编. --北京：科学出版社，2017.1

(慢性病体质养生指导系列丛书)

ISBN 978-7-03-049598-3

Ⅰ. ①过… Ⅱ. ①张… ②郭… Ⅲ. ①过敏性鼻炎—养生(中医) Ⅳ. ①R276.152.1

中国版本图书馆 CIP 数据核字(2016)第 192329 号

责任编辑：朱 灵
责任印制：谭宏宇 / 封面设计：殷 靓

科学出版社 出版
北京东黄城根北街 16 号
邮政编码：100717
http://www.sciencep.com
上海蓝鹰印务有限公司排版
广东虎彩云印刷有限公司印刷
科学出版社发行 各地新华书店经销

*

2017 年 1 月第 一 版 开本：A5(890×1240)
2025 年 5 月第三十次印刷 印张：5 1/4
字数：96 000

定价：35.00 元

(如有印装质量问题，我社负责调换)

《过敏性鼻炎体质养生指导》编辑委员会

主　编　张晓天　郭丽雯

副主编　朱蕴华

编　委（按姓氏笔画排序）

王　莹　王琳茹　丘俊鑫

吴晶晶　呼怡媚　郑　珏

钱呈秋　徐　冰　程秋峰

缪　佳

丛 书 序

20世纪初，四明医院（曙光医院前身）延医施诊；21世纪初，曙光医院已发展成为位列上海十大综合性医院的三级甲等综合性中医院、上海中医药大学附属医院，从四明医院慈善济困开始，到如今“大医德泽、生命曙光”医院精神的秉持，百年传承中，曙光人始终将“未病先防、既病防变”的中医“治未病”理念作为自己的服务宗旨。从健康俱乐部到健康宣讲团，从曙光中医健康热线到杏林讲坛，弘扬中医药文化、普及中医药知识一直是曙光人不懈努力的方向。

近日，曙光医院拟整合现有资源，实施“中医药文化科普教育基地建设工程”，建设目标是实现科普教育的整体策划、分步推进、资源联动，产生规模效应，探索建立中医药科普教育的多维立体传播模式。该项目成功入选“上海市进一步加快中医药事业发展三年行动计划（2014年—2016年）”建设项目。此外，曙光医院还承担了由上海市中医药发展办公室部署的“中医健康素养促进项目”。在这两个项目的建设要求中，科普读物的编写和出版均为重要组成部分。

欣闻本院治未病中心的医务人员积极编写“慢性病体质养生指导系列丛书”，因而欣然同意纳入我们的科普建设项目，并愿意给予各方面的支持。

曙光医院治未病中心是以人类健康为中心，开展个体化预防、保健和诊疗服务，普及“未病先防”的中医健康理念，实施中医体质评估、健康体检、健康咨询指导和综合治疗的临床科室。科室除承担医教研任务外，大力开展中医药科普教育和培训工作，是道生四诊仪上海中医药大学培训基地、WHO上海健康科普教育基地，同时还是“治未病”进社区的主要推动实施者。这次“慢性病体质养生指导系列丛书”的编写，正是他们在亚健康人群及常见慢性病人群健康管理方面所具备深厚实力的又一次展现。

我相信无论是慢性病患者、健康关注者还是临床医务人员，这都是一套十分值得阅读的好书！

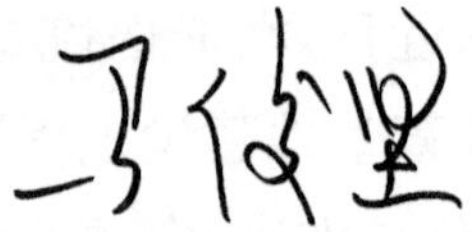

上海中医药大学附属曙光医院党委书记

2015年7月

前　言

过敏性鼻炎是一个全球性的健康问题，是一种由基因与环境等多种因素相互作用而诱发的疾病。据调查，过敏性鼻炎的全球平均发病率为10%～25%，且呈上升的趋势；而我国的过敏性鼻炎患者有近5 000万人，我国中心城市过敏性鼻炎的发病率为8.7%～24.1%，已接近全球平均发病率。和许多其他疾病不同，有过敏性鼻炎症状的患者并不限于某个年龄段的人群，各个年龄段的都有。过敏性鼻炎易反复发作，发作时以喷嚏、大量水样涕和鼻塞为主要特征，严重影响了人们的生活质量，给人们生活和工作带来极大不便，同时可导致许多疾病和劳动力丧失。因此，寻找有效适宜的过敏性鼻炎预防手段是亟待解决的问题。

中医对过敏性鼻炎的认识源远流长，属于中医"鼻鼽"范畴，《黄帝内经》中多次论及本病。在漫长的医学发展历程中，各家对过敏性鼻炎的名称、概念、病因病理、临床表现、治则、预后及调摄方法等有不同论述，为我们今天研究过敏性鼻炎提供了宝贵的文献资料。

本书以中医"治未病"理论为基础，阐述了如何利用传统医学的综合手段防治过敏性鼻炎。再着重从中医体质学角度出发，针对过敏性鼻炎的易患体质，进行不同类型的体质调护，为中医防治过敏性鼻炎打开了新的视角。

目　　录

第一章
总　　论

中医对过敏性鼻炎的认识

过敏性鼻炎的病名

过敏性鼻炎属于中医“鼻鼽”范畴，又称鼽嚏，是以突然和反复发作的鼻痒、喷嚏、流清涕、鼻塞等为特征的一种常见、多发性鼻病。不论男女老幼均可发生，可为长年性发作，或为季节性发作，或在气候突变、异气、异物刺激时发作。《黄帝内经》中多次论及本病，如《素问・气交变大论》也说：“岁金不及……民病肩背瞀重，鼽嚏血便注下……”《素问・金匮真言》曰：“故春善病鼽衄。”

“鼽”始见于西周《礼记・月令》：“季秋行夏令，则其国大水，冬藏殃败，民多鼽嚏”，有“鼽嚏”一词。而“鼻鼽”记载，始见于《素问・脉解》篇：“……头痛、鼻鼽、腹肿者，阳明并于上，上者则其孙络太阴也，故头痛、鼻鼽、腹肿也。”“鼻鼽”这一病名起于秦汉，发展于晋隋唐宋，至明清时代成为固定成熟的称谓。明代王肯堂《证治准绳·杂病·第八册·七窍鼻下·鼻·鼻鼽》、清代张璐《张氏医通·卷八·七窍门下·鼻》、清代沈金鳌《杂病源流犀烛·卷二十三·鼻病源流》中明确解释说:“鼻鼽者,鼻流清涕也。”

过敏性鼻炎的病因病机

本病多因禀赋不足,体质虚弱,或因久病、饮食、劳欲所伤,导致脏腑虚损,正气不足,腠理疏松,卫表不固,外邪或异气侵袭,犯及鼻窍,寒邪束于皮毛,阳气无从泄越,肺气不得通调,津液停骤,鼻窍壅塞,遂致喷嚏流清涕。

病因

外邪入侵

寒邪入侵:历代医家认为鼻鼽的致病主要原因为正气不足、寒邪入侵所致。宋代《太平圣惠方》曰:“肺气通于鼻,其脏若冷,随气乘于鼻,故使津液浊涕,不能自收也”。明代《证治要诀》曰:“清涕者,脑冷肺寒所致。”清代陈士铎《辨证录·卷三》曰:“人有鼻流清涕,经年不愈,是肺气虚寒,非脑漏也”。

热邪入侵:虽然诸多医家认为“寒邪入侵”是鼻鼽的主要原因。然而,金元时期刘河间则指出“言鼽为肺寒者,误也”,他认为鼽嚏是因火热为患,提出“热极怫郁”,鼽因于肺热,嚏因于心火、胃火。肺主宣发,主肃降,肺经郁热,宣降失职，火热炎于上，致鼻窍壅塞。欲散邪于外，则喷嚏频作不止。正如《刘河间医学六书·素问玄机原病式》所说："嚏，鼻中因痒而气喷作于声也。鼻为肺窍，痒为火化。心火邪热，干于阳明，发于鼻而痒，则嚏也。"人体肺为华盖，居于最上部，最易受到热邪侵犯，肺气通于鼻，邪热之气犯鼻而导致了本病的发生，故认为风热是鼻鼽的病因之一。

与经络的相关性

鼻鼽的发病与经络密切相关，人体经脉循行于鼻及经过鼻旁的有8条之多，经脉失调会引起鼻鼽诸症，多数医家认为鼻鼽的发生多与太阴肺经、阳明胃经有关。《诸病源候论·卷二十九·鼻病诸候》篇认为："风冷伤于脏腑，而邪气乘于太阴之经，其气蕴积于鼻者，则津液壅塞，鼻气不宣调"。《素问·六元正纪大论》曰："阳明所致为鼽嚏"。《灵枢·经脉》曰："足太阳之别，名曰飞扬。去踝七寸，别走少阴。实则鼽窒，头背痛；虚则鼽衄。"《素问·脉解篇》曰："所谓客孙脉，则头痛、鼻鼽、腹肿者，阳明并于上，上者则其孙络太阴也，故头痛、鼻鼽、腹肿也。"

与气候变化的相关性

自然环境的变化是导致鼻鼽的病因之一。《素问·气交变大论》曰："岁金不及，炎火乃行，生气乃用，长气专胜，庶物以茂，燥烁以行，上应荧惑星，民病肩背瞀重，鼽嚏血便下注"。《素问·至真要大论》说："少阴之复，燠热内作，烦躁鼽嚏"；"少阴司天，客胜则鼽嚏"。《素问·五常政大论》："太阳司天，寒气下临，心气上从，鼽嚏善悲。"李东垣《内外伤辨惑论》:“元阳本虚弱,更以冬月助其今,故病者吾嚏,鼻流清涕,寒甚出浊涕,嚏不止。”这些都说明了过敏性鼻炎与气候变化的相关性。

体质因素

中医体质学说认为,体质体现了人体正气的盛衰,决定了人体抗病能力的强弱,体虚正弱是发病中易感性的决定性因素。《灵枢·经脉》曰:“实则鼽窒,头背痛;虚则鼽衄。”东汉华佗《中藏经》曰:“肺实则鼻流清涕”。

病机

肺气的充实,有赖于脾气的输布,脾气虚弱,可致肺气不足,肺失宣降,津液停聚,寒湿久凝鼻部而致病;肾主纳气,为气之根,若肾的精气不足,气不归元,肾失摄纳,阳气易于耗散,风邪得以内侵致病,气浮于上可致喷嚏频频,若肾之阳气不足,寒水上泛,则致鼻流清涕不止。故本病的表现在肺,肺气虚弱、感受风寒为本病的主要病机,但其病理变化与脾肾有一定关系。

肺气虚寒,卫表不固

肺主宣发,外合皮毛,如若肺气虚寒,卫表不固,则腠理疏松,风寒乘虚而入,邪聚鼻窍,邪正相搏,肺气不宣,鼻窍不利,津液停聚,遂致喷嚏、流清涕、鼻塞等,发为鼻鼽。《素问·五脏别论》云:“五气入鼻,藏于心肺,心肺有病而鼻为之不利也”。《灵枢·本神》:“肺藏气,气舍魄,肺气虚则鼻塞不利少气,实则喘喝胸盈仰息”。

肺经伏热，上犯鼻窍

肺经素有郁热，肃降失职，邪热上犯鼻窍，亦可发为鼻鼽。《东医宝鉴》云："嚏者，……鼻为肺窍；痒为火化；发于鼻则痒而嚏也。"皇甫中在《明医指掌·鼻证》中说："肺热，鼻塞流清水。"张景岳在《景岳全书·鼻证》则说："鼻涕多者多由于火，故曰肺热甚则鼻涕出。"

脾气虚弱，清阳不升

脾为生气之源，肺为气之枢，鼻为肺之窍，鼻之健旺有赖于脾气之滋养。脾气虚弱，化生不足，鼻窍失养，外邪或异气从口鼻侵袭，停聚鼻窍而发为鼻鼽。或饮食不节，情志不和，劳倦过度，伤及脾气，日久而致脾气虚弱，脾虚则损及肺气，致肺气不足，肺失宣降，引津液停聚，使寒湿久凝鼻部而致病。《素问·玉机真藏论》曰："中央土以灌四旁…其不及，则令人九窍不通。"

肾阳不足，温煦失职

肾主水，肾藏精，主纳气，为气之根，又主命门之火，肾中精气充盛，肺得温养；肺要完成其司呼吸之功能，要依靠肾之纳气来协助。若先天禀赋不足，或后天失养，化源匮乏，或长期劳累过度，耗伤肾精，而致肾精不足。气之根在肾，肾的精气不足，气不归元，肾失摄纳，气浮于上可致喷嚏频频。若肾阳不足，则摄纳无权，气不归元，温煦失职，腠理、鼻窍失于温煦，则外邪、异气易侵，而发为鼻鼽。《素问·宣明五气论》曰："五气所病，肾为欠为嚏。"

过敏性鼻炎的辨证论治

由前可知，鼻与外邪、经络、气候、体质、脏腑等皆息息相关。内因多为脏腑功能低下（肺、脾、肾气虚），外因多为风寒、风热之邪侵袭鼻窍而致。故过敏性鼻炎应以通补并用为基本治疗法则，在温补肺、脾、肾，益气固表、拒邪于外的同时，兼以祛风散寒、清宣肺气、通利鼻窍，并贯穿治疗始终。

过敏性鼻炎的基础知识

过敏性鼻炎的概念

过敏性鼻炎，又称变应性鼻炎，是指特应性个体接触变应原后，主要由 IgE 介导的介质（主要是组胺）释放，并有多种免疫活性细胞和细胞因子等参与的鼻黏膜非感染性炎性疾病，可分为常年性和季节性两类。其发生的必要条件有3个：特异性抗原即引起机体免疫反应的物质；特应性个体即所谓个体差异、过敏体质；特异性抗原与特应性个体二者相遇。

过敏性鼻炎是一个全球性健康问题，可导致许多疾病和劳动力丧失。据世界卫生组织公布的数字显示，全球60多亿人中过敏性鼻炎患者约有5亿，全球平均患病率在10%～25%，而且呈上升的趋势。而我国的过敏性鼻炎患者有近 5 000 万，我国中心城市过敏性鼻炎的发病率为 8.7%～24.1%，与全球的发病率几乎接近。和许多疾病不同，过敏性鼻炎症状的患者并不限于某个年龄段的人群，各个年龄段的都有。虽然发病率在性别上无显著差异，但女性激素可加重变态反应。

过敏性鼻炎的病因病理

过敏性鼻炎是一种由基因与环境互相作用而诱发的多因素疾病，主要由吸入性变应原引起，其危险因素可能存在于所有年龄段。

病因

遗传因素

过敏性鼻炎患者具有特应性体质，通常显示出家族聚集性，已有研究发现某些基因与过敏性鼻炎相关联。如患者家庭多有哮喘、荨麻疹或药物过敏史。以往称此患者为特应性个体，其体内产生 IgE 抗体的能力高于正常人。

变应原暴露

变应原是诱导特异性 IgE 抗体并与之发生反应的抗原。它们多来源于动物、植物、昆虫、真菌或职业性物质。其成分是蛋白质或糖蛋白，极少数是多聚糖。变应原作用于个体主要有三种方式：① 吸入变应原：室内变应原主要有尘螨、动物皮毛皮屑或来源于植物的过敏原等；室外变应原包括花粉和真菌等。② 食入变应原：常见者如牛奶、大豆、鸡蛋、肉类、鱼虾、坚果及其他海味和某些药物等。③ 直接接触变应原：如化妆品、肥皂、油漆、酒精及某些外用药液。

吸入性变应原和直接接触变应原是过敏性鼻炎的主要原因。在变应性鼻炎不伴有其他系统症状时，食物变态反应少见。另一方面，在患者多个器官受累的情况下，食物变态反应常见。

环境因素

空气污染：室外污染主要来源于机动车和大气污染成分，如臭氧、氮氧化物和 SO_2 等。室内污染主要有甲醛、甲苯等。

感染因素——“卫生假说”：即变应性疾病增加是由于感染性疾病减少的结果。其理论依据是细菌感染或接触细菌的产物而激发 T 辅助 1 型细胞(Th1)的反应，从而产生抑制 Th2 的反应力，达到减少变应性疾病和哮喘的发病率。此外，有报道发现病毒感染也可以产生类似的效应。但这些设想的科学依据和确切的免疫学机理还没有得到完全的证实。

其他

物理因素(如冷热变化，温度不调)，内分泌失调或体液酸碱平衡失调等病因均可导致过敏性鼻炎的发生。也可由多种因素同时或先后存在。

病理

过敏性鼻炎的基本病理变化为毛细血管扩张、通透性增加和腺体分泌增加以及嗜酸粒细胞浸润等。上述病理改变缓解期可恢复正常,反复发作,可引起黏膜上皮层增殖性改变,导致黏膜肥厚及息肉样变。如合并感染,可表现为黏脓涕或脓涕。

过敏性鼻炎的发病机理属于 IgE(免疫球蛋白 E)介导的Ⅰ型变态反应,亦称超敏反应。机体接触变应原后,产特异性 IgE,IgE 固定在鼻黏膜浅层和表面的肥大细胞、嗜碱性细胞的细胞膜上,使鼻黏膜处于致敏状态,当变应原再次吸入鼻腔时,变应原即与肥大细胞,嗜碱性细胞表面的 IgE 发生桥连,引起抗原抗体反应,导致肥大细胞脱颗粒,并释放介质,这些介质中最重要的是组胺,组胺作用于靶组织上的 H1 受体,可引起鼻黏膜明显的组织反应,表现为阻力血管收缩(鼻黏膜苍白)或容量血管扩张(鼻黏膜呈浅蓝色、鼻塞),毛细血管通透性增高(黏膜水肿),多形核细胞、单核细胞浸润,尤以嗜酸性细胞浸润明显,副交感神经活性增高、腺体增生,分泌旺盛(鼻涕增多),感觉神经敏感性增强(喷嚏频频发生)。

过敏性鼻炎的临床表现

症状

本病以阵发性喷嚏频作,大量水样涕盒鼻塞为主要特征。

喷嚏:常有阵发性喷嚏连作,少则 3～5 个,多则十几个或数十个，多在晨起，夜晚或接触致敏原后立刻发作。

鼻涕：大量清水样鼻涕，患者每天擤鼻十余次或更多，重者鼻涕常如水自流。

鼻塞：程度轻重不一，发作时鼻塞常很重，缓解时鼻塞可消失。

鼻痒：多数患者有鼻痒。

嗅觉减退：由于鼻黏膜水肿明显，部分患者尚有嗅觉减退。

发作期：可伴有眼痒、耳痒、暂时性耳鸣、听力减退、头痛，或伴有其他变态反应性疾病的相应症状（如哮喘、荨麻疹、腹痛、泄泻等）。

嗅觉障碍：如果是由黏膜水肿、鼻塞而引起者，多为暂时性。因黏膜持久水肿导致嗅神经萎缩而引起者，多为持久性。

憋气窒息：鼻腔经常性大量液体堵塞，当人入睡的时候，口部习惯性闭合，会引起人体憋气，严重可导致窒息。

体征

发作时，鼻腔检查可见鼻黏膜苍白、水肿或充血肿胀，其中以鼻黏膜苍白者更为多见，呈灰白色或灰蓝色，鼻腔内有大量水样分泌物或稀薄的黏液性分泌物，下鼻甲肿大。

缓解期或治疗后，大部分病人的鼻黏膜水肿消退，下鼻甲缩小接近正常，鼻分泌物减少或无分泌物，但鼻黏膜灰白色仍不改变，为鼻变态反应的重要特征。

并发症

过敏性鼻炎常见的并发症有过敏性鼻窦炎、支气管哮喘、分泌性中耳炎、鼻息肉等。

过敏性鼻窦炎

过敏性鼻窦炎由于鼻窦黏膜与鼻腔连续，且组织结构相同，鼻内变态反应很易波及鼻窦，由于窦口黏膜水肿，致使鼻窦引流不畅，或窦内渐呈负压，此时患者多有头痛，如继发感染，可有脓涕产生。

支气管哮喘

不及半数的花粉症患者和部分常年性过敏性鼻炎患者可并发支气管哮喘，这是由于过敏性支气管病变所致，其致敏物也与过敏性鼻炎一致。

分泌性中耳炎

鼻变态反应经咽鼓管波及中耳腔；或变应原经咽鼓管进入鼓室；或鼻黏膜水肿波及咽鼓管咽口，使咽口狭窄、阻塞，咽鼓管功能障碍，中耳负压而渗液积存，出现耳闷、堵塞感症状。

鼻息肉

由于变态反应在鼻部多次发生，在组胺、白细胞三烯等化学介质的作用下，鼻黏膜小血管通透性增高，并产生渗出和水肿，在重力的作用下逐渐下垂形成息肉。

过敏性鼻炎的临床相关检查及诊断

临床相关检查

鼻镜下检查

鼻镜下检查可见鼻黏膜苍白、淡白、灰白或淡紫色。鼻甲水肿，总鼻道及鼻腔底可见清涕或粘涕。如合并感染，则黏膜充血。双侧下鼻甲暗红分泌物呈粘脓性或脓性。病史长、症状反复发作者，可见中鼻中息肉样变或下鼻甲肥。

鼻腔分泌物涂片检查

在变态反应发作期间，鼻分泌物中可见嗜酸性白细胞增多，也可查见较多嗜酸性白细胞或肥大细胞。

血清特异性 IgE 检测

抽患者静脉血，做免疫学检测，不受药物及皮肤状态的影响。确诊变应性鼻炎的过敏原，需要临床表现病史、皮肤点刺试，血清特异性 IgE 检测结果综合考虑。

鼻激发试验

鼻激发试验是将鼻黏膜暴露于可疑变应原中，观察鼻黏膜是否出现高反应性。鼻激发试验是过敏性鼻炎诊断的金标准，但具有风险，临床不作为常规方法。

变应原皮肤试验

主要观察皮试后的速发相过敏反应，是作鼻黏膜激发试验前筛选可疑过敏原的主要方法，也是诊断过敏性鼻炎的主要指标之一，各种变应原皮试组合可以根据当地的实际情况来决定，如常见变应原组、花粉组、吸入组、食物组等，皮试结果可疑时，可以根据病史和皮试结果选择相应变应原进行特异性鼻黏膜激发试验或特异性 IgE 检测。

诊断依据

病史

季节性过敏性鼻炎有典型的季节发病史，每到花粉播散期即有典型症状发作，花期一过，不治而愈。常年性过敏性鼻炎有明显的过敏原接触后症状发作史，如在打扫房间，整理被褥、衣物，嗅到霉味时发作。

发作期有典型的临床症状和体征

临床症状：喷嚏、清水样涕、鼻塞、鼻痒等出现 2 项以上(含 2 项)，每天持续或累计在 1 小时以上。可伴有眼痒、结膜充血等眼部症状。

体征：常见鼻黏膜苍白、水肿、鼻腔水样分泌物。

实验室检查

变应原皮肤试验阳性；血清特异性 IgE 检测阳性；鼻分泌物涂片：嗜酸性细胞和肥大细胞阳性。必要时可行鼻激发试验。

鉴别诊断

血管运动性鼻炎

与副交感神经功能亢进有关。温度变化、情绪波动、精神紧张、疲劳、内分泌失调可诱发本病，其临床表现类似过敏性鼻炎。表现为间歇性或完全性鼻塞，虽有清涕但分泌物较稠厚，鼻痒和喷嚏较轻，鼻黏膜充血肿胀，但变应原皮肤试验阴性。鼻分泌物涂片嗜酸性细胞为阴性，IgE 测定为阴性。

嗜酸细胞增多症性鼻炎

临床症状和体征与过敏性鼻炎很难相鉴别。鼻分泌物中有大量嗜酸性细胞是本病特点，但变应原皮肤试验和 IgE 测定均为阴性。

急性鼻炎

虽有喷嚏、清涕，但病程短，7～10 天，伴有明显全身症状。鼻涕后期变为黏脓性。

过敏性鼻炎的治疗

过敏性鼻炎的治疗方法主要有避免变应原、免疫疗法、抗变态反应药物和手术等。

药物治疗

常用的药物治疗有鼻内和口服给药，疗效在不同患者之间可能有差异。鼻内给药具有许多优点，高浓度药物可直接作用于鼻部，避免或减少了全身副作用。但对于伴有其他过敏性疾病患者，药物需要作用不同靶器官，鼻内给药不是最佳选择，推荐全身药物治疗。

免疫治疗

免疫治疗是世界卫生组织推荐的、可能改变疾病进程的疗法。主要适用于常规药物治疗无效的变应性鼻炎患者。免疫治疗诱导了临床和免疫耐受，具有长期效果，可预防变应性疾病的发展。变应原特异性免疫治疗常用皮下注射和舌下含服。疗程分为剂量累加阶段和剂量维持阶段，总疗程不少于 2 年。应采用标准化变应原疫苗。

免疫治疗的禁忌证如下：① 哮喘发作期；② 患者正使用β受体阻断剂；③ 合并其他免疫性疾病；④ 妊娠期妇女；⑤ 患者无法理解治疗的风险性和局限性。免疫治疗可能出现局部和全身不良反应。

外科手术治疗

外科治疗不作为常规治疗过敏性鼻炎的方法。经药物或免疫治疗鼻塞症状无改善，影响生活质量；或鼻腔有明显的解剖学变异，伴有功能障碍；或合并慢性鼻-鼻窦炎、鼻息肉，药物治疗无效的患者，可以考虑手术治疗。

第二章
过敏性鼻炎患者的中医养生方法概述

过敏性鼻炎的中医辨证分型及治疗

肺虚感寒型

临床表现：鼻塞，鼻痒，喷嚏频频，清涕如水，嗅觉减退，畏风怕冷，自汗，气短懒言，语声低怯，面色苍白，或咳嗽痰稀。舌质淡，舌苔薄白，脉虚弱。检查见下鼻甲肿大光滑，鼻黏膜淡白或灰白，鼻道可见水样分泌物。

证候分析：肺气虚寒，卫表不固，风寒乘虚而入，邪正相争，则喷嚏频频；肺失清肃，气不摄津，津液外溢，则清涕自流不收；水湿停聚鼻窍，则鼻黏膜苍白、肿胀，鼻塞不通；肺气虚弱，精微无以输布，则气短懒言、语声低怯；肺卫不固，腠理疏松，故恶风自汗；因风寒束肺，肺气不宣，则咳嗽痰稀；面色苍白、舌质淡、苔薄白、脉虚弱为气虚之证。

治疗方法：温肺散寒，益气固表。

常用方剂如下。

温肺止流丹

[组成] 诃子3克，甘草3克，桔梗9克，石首鱼脑骨15克（煅过存性，为末），荆芥1.5克，细辛1.5克，人参1.5克。

[用法] 水煎服。

[方解] 方中以细辛、荆芥疏风散寒；人参、甘草、诃子补肺敛气；桔梗、鱼脑石散结除涕。此方气味温和，功能暖肺，而性带散，又能祛邪。鼻痒甚，可酌加僵蚕、蝉蜕；若畏风怕冷，清涕如水者，可酌加桂枝、干姜、大枣等。

玉屏风散合苍耳子散

[组成] 防风4.5克，黄芪9克，白术9克，苍耳子6克，辛夷6克，白芷9克，薄荷3克。

[用法] 水煎服。

[方解] 玉屏风散以黄芪、白术益气固表为主，配伍少量防风祛风散邪，补中兼疏，寓散于收，相反而相成，有益气固表、止汗御风之功。苍耳子散取辛夷、苍耳子宣通鼻窍，白芷散阳明之风，薄荷辛香祛风、清利头目，和而共奏疏风利窍之功。若偏于热者，可加黄芩、连翘等清热；偏于寒者，可加细辛、藁本以散寒。

桂枝汤

［组成］桂枝 9 克，白芍 9 克，炙甘草 6 克，生姜 9 克，大枣 4 枚。

［用法］水煎服。

［方解］方中桂枝辛甘而温，透营达卫，解肌发表，外散风寒；白芍酸苦而凉，益阴敛营；两药相合，一阳一阴，一治卫强，一治营弱，共调营卫，是相须为用。生姜辛温，助桂枝解肌散邪；大枣甘平，益气和中，滋脾生津；姜枣相合，还可升腾脾胃之气津而益营助卫。炙甘草甘温而益气和中，合桂枝“辛甘化阳”以扶卫；合芍药“酸甘化阴”以助营；兼调和诸药。

脾气虚弱型

临床表现：鼻塞，鼻痒，清涕连连，喷嚏突发，面色萎黄无华，消瘦，食少纳呆，腹胀便溏，四肢倦怠乏力，少气懒言，舌淡胖，边有齿痕，苔薄白，脉弱无力。检查见下鼻甲肿大光滑，黏膜淡白，或灰白，有水样分泌物。

证候分析：脾气虚弱，化生不足，鼻窍失养，风寒、异气乘虚而袭，正气格邪外出，则鼻痒、喷嚏频频；脾气虚弱，水湿不运，停聚鼻窍，故鼻塞、清涕连连、下鼻甲肿大、黏膜淡白；脾胃虚弱，受纳、腐熟、输布之功能失职，则腹胀便溏、食少纳呆；少气懒言、四肢倦怠乏力、舌质淡、舌体胖、舌边有齿痕、脉弱无力均为气虚之证。

治疗方法：健脾益气，升清通窍。

常用方剂如下。

补中益气汤

[组成] 黄芪18克，炙甘草9克，人参6克，升麻6克，柴胡6克，陈皮6克，当归6克，白术6克。

[用法] 水煎，早饭后温服。

[方解] 方中人参、黄芪、白术、炙甘草健脾益气；陈皮理气健脾，使补而不滞；当归养血；升麻、柴胡升举中阳。若腹胀便溏、清涕如水、点滴而下者，可酌加山药、干姜、砂仁等；若畏风怕冷，遇寒则喷嚏频频者，可酌加防风、桂枝等。

参苓白术散

[组成] 莲子肉5克，薏苡仁5克，砂仁5克，桔梗5克，白扁豆7.5克，茯苓10克，人参10克，炙甘草10克，白术10克，山药10克，大枣3枚。

[用法] 水煎服。

[方解] 方中人参擅补脾胃之气；白术补气健脾燥湿；茯苓益气健脾、利水渗湿；三药合用，脾气充则有化湿之力，湿浊去自有健脾之功，共同发挥益气健脾渗湿作用。山药益气补脾，莲子肉补脾涩肠、健脾开胃，二药助人参、白术以健脾益气；白扁豆健脾化湿，薏苡仁健脾利湿，二药助白术、茯苓以健脾助运，利水渗湿。砂仁化湿醒脾，行气和胃，既能助白术、茯苓、白扁豆、薏苡仁除湿之力，又可畅达湿遏之

气机;桔梗宣开肺气,通利水道,并载诸药上行而成培土生金之功。大枣补益脾胃,炙甘草益气和中,调和诸药。

肾阳亏虚型

临床表现:鼻塞,鼻痒,喷嚏频频,清涕长流。面色苍白,形寒肢冷,腰膝酸软,神疲倦怠,小便清长,或见遗精早泄。舌质淡,苔白,脉沉细无力。检查可见下鼻甲肿大光滑,黏膜淡白,鼻道有水样分泌物。

证候分析:肾阳不足,温煦失职,外邪及异气易从鼻窍、皮肤肌表入侵,正邪相争,则鼻痒、喷嚏频频;肾阳虚弱,气化失职,寒水上泛鼻窍,故清涕长流不止、鼻塞、下鼻甲肿大、黏膜淡白;形寒肢冷、小便清长、面色苍白、腰膝酸软、神疲倦怠、遗精早泄、舌质淡、舌苔白、脉沉细无力等均为肾阳虚之证。

治疗方法:温壮肾阳,固肾纳气。

常用方剂如下。

金匮肾气丸

[组成] 干地黄 240 克,山药 120 克,山茱萸 120 克,泽泻 90 克,茯苓 90 克,牡丹皮 90 克,桂枝 30 克,炮附子 30 克。

[用法] 上药为末,炼蜜为丸,如梧桐子大。每服 15 丸(6 克),加至 25 丸(10 克),酒送下,日再服。亦可作汤剂,

用量按原方比例酌减。

［**方解**］方中地黄、山茱萸、山药滋补肝肾；牡丹皮、泽泻、茯苓利水渗湿，辅助上三补药而为三泻，以补而不腻；配以桂枝、炮附子以温补肾中元阳，意在微微生火，即生肾气也。若喷嚏多、清涕长流不止者，可加乌梅、五味子等；若遇风冷即打喷嚏、流清涕者，可加黄芪、防风、白术；腰膝酸软者，可酌加枸杞子、菟丝子、杜仲等；兼腹胀便溏者，可酌加白术、黄芪、人参、砂仁。

肺经伏热型

临床表现：鼻痒，喷嚏频作，流清涕，鼻塞，常在闷热天气发作；全身或见咳嗽，咽痒，口干烦热，舌质红，苔白或黄，脉数。检查见鼻黏膜色红或暗红，鼻甲肿胀。

证候分析：肺经郁热，肃降失职，邪热上犯鼻窍，故鼻痒、喷嚏频作、流清涕、鼻塞；肺热上炎，故咳嗽、咽痒；邪热煎熬津液，故口干烦热；舌质红、苔白或黄、脉数为内热之证。

治疗方法：清宣肺气，通利鼻窍。

常用方剂如下。

辛夷清肺饮

［**组成**］辛夷 1.8 克，黄芩、山栀、麦冬、百合、石膏、知母各 3 克，甘草 1.5 克，枇杷叶 3 片（去毛），升麻 0.9 克。

［用法］ 上药用水400毫升，煎至320毫升，食后服。

［方解］ 方中黄芩、山栀、石膏、知母、清肺热；辛夷花、枇杷叶、升麻清宣肺气，通利鼻窍；百合、麦冬养阴润肺。合而用之，有清肺热、通鼻窍之功。

治疗过敏性鼻炎的常用中草药

过敏性鼻炎以通补并用为基本治疗法则，在温补肺、脾、肾，益气固表、拒邪于外的同时，兼以祛风散寒、清宣肺气、通利鼻窍。现将过敏性鼻炎的常用中草药具体举例如下。

苍耳子

［来源］ 为菊科一年生草本苍耳的干燥成熟带总苞的果实。

［性味归经］ 味辛、苦，性温，有小毒。归肺经。

［功效］ 祛风解表，宣通鼻窍，除湿止痛。

［用法用量］ 煎服，3～10克；或入丸散剂。

［使用注意］ 血虚头痛不宜用。过量服用易致中毒。

［性能特点］ 本品辛散温通，透达肌表，上行头面，能散风寒，开闭塞。

辛夷

[来源] 为木兰科落叶灌木望春花、玉兰或武当玉兰的干燥花蕾。

[性味归经] 味辛，性温。归肺经、胃经。

[功效] 发散风寒，宣通鼻窍。

[用法用量] 煎服，3～10 克。本品有毛，刺激咽喉，入煎剂宜包煎。外用适量。

[使用注意] 阴虚火旺者忌服。

[性能特点] 本品辛温发散，芳香通窍，其性上达，升达清气，发散风寒之中尤善宣通鼻窍，为治风寒头痛、鼻塞之佳品。本品挥发油有收缩鼻黏膜血管作用，并能促进黏膜分泌物的吸收，减轻炎症；有良好的抗过敏和平喘作用。

细辛

[来源] 为马兜铃科多年生草本北细、汉城细辛或华细辛的干燥全草。

[性味归经] 味辛，性温，有小毒。归肺经、肾经、心经。

[功效] 祛风解表，散寒止痛，温肺化饮，通窍。

[用法用量] 煎服，3～5 克；入丸散剂。0.5～1 克；外用适量。

[使用注意] 气虚多汗、阴虚阳亢或血虚引起的头痛等忌用。细辛用量过大或煎煮时间过短，易引起中毒。中毒症状有头痛、呕吐等；严重者牙关紧闭、抽搐等，最后可因呼吸麻痹而死亡。

[性能特点] 芳香走窜，通彻表里上下，散寒力胜。能外散风寒而解表邪，内化寒饮而止咳喘，散寒通脉而善止痛，升发辛散而通诸窍。为治风寒在表，阳虚外感，寒饮咳喘，痹痛，头痛，尤其少阴头痛、牙痛之常用之品；此外，还能通窍开闭。唯有小毒，用当宜慎。本品的挥发油、水及醇提物有镇痛、解热、抑菌、抗炎、镇咳、抗组织胺、抗变态反应及局麻等作用。

白芷

[来源] 为伞形科多年生草本白芷或杭白芷的干燥根。

[性味归经] 味辛，性温。归肺经、胃经。

[功效] 祛风散寒，通窍止痛，燥湿。

[用法用量] 煎服，3～10 克。

[性能特点] 辛能行散，温能祛寒，性燥除湿，芳香走窜上达，既善散阳明经风寒湿邪，又善通鼻窍、止痛。本品有解热、镇痛、抗炎作用；所含呋喃香豆类化合物对平滑肌有解痉作用。

麻黄

[来源] 为麻黄科亚灌木草麻黄、木贼麻黄及中麻黄的干燥草质茎。

[性味归经] 味辛、微苦，性温。归肺经、膀胱经。

[功效] 发汗解表，宣肺平喘。

[用法用量] 煎服，3～10 克。发汗解表宜生用，止咳平

喘宜炙用。捣绒缓和发汗，小儿、年老体弱者宜用麻黄绒或炙用。

[使用注意] 表虚自汗及阴虚盗汗、咳喘由于肾不纳气的虚喘者慎用。

[性能特点] 善达肌表，开腠理，透毛窍，发汗解表，又可宣通肺气。本品挥发油有发汗、解热作用。麻黄还有抗炎、抗菌、抗病毒等作用。

紫苏

[来源] 为唇形科一年生草本紫苏的干燥茎、叶。其叶称紫苏叶，其茎称紫苏梗。

[性味归经] 味辛，性温。归肺经、脾经。

[功效] 发汗解表，行气宽中。

[用法用量] 煎服，3～10 克。不宜久煎。

[性能特点] 本品芳香气烈，尤其宜于治外感风寒兼脾胃气滞者。

鹅不食草

[来源] 为菊科草本石胡荽的干燥全草。

[性味归经] 味辛，性温。归肺经、肝经。

[功效] 祛风散寒，宣通鼻窍，化痰止咳。

[用法用量] 煎服，6～9 克，外用适量。

[使用注意] 胃溃疡及胃炎患者慎用。

[性能特点] 本品升散温通，上达头脑，善行气散邪开

窍，为治风寒头痛、鼻塞、目翳之良药。

薄荷

[来源] 为唇形科多年生草本薄荷的干燥地上部分。

[性味归经] 味辛，性凉。归肺经、肝经。

[功效] 发散风热，清利咽喉，透疹解毒，疏肝解郁。

[用法用量] 煎服，3～6 克；不宜久煎，入煎剂多后下。

[使用注意] 体虚多汗者不宜用，阴虚血燥者慎用。

[性能特点] 辛能发散，凉以清热，轻扬升浮，芳香通窍，功善疏散上焦风热、清利头目、利咽喉、透疹解毒。本品挥发油中含薄荷醇、薄荷酮，局部外用有抗炎、镇痛、止痒作用。

桑叶

[来源] 为桑科落叶乔木桑的干燥叶。

[性味归经] 味甘、苦，性寒。归肺经、肝经。

[功效] 发散风热，润肺止咳，平肝明目。

[用法用量] 煎服 3～10 克；或入丸散。

[性能特点] 本品轻清宣散，甘寒清润。能透毛窍、散风热、宣肺气、清肺热、肺燥、止咳嗽。

菊花

[来源] 为菊科多年生草本菊的干燥头状花序。

[性味归经] 味辛、甘、苦，性微寒。归肺经、肝经。

［功效］ 发散风热，清热解毒。

［用法用量］ 煎服，10～15 克。疏散风热多用黄菊花（杭菊花）。

［性能特点］ 本品芳香疏泄，甘寒益阴，苦寒降泄。善透肌表、散风热、清头目、止头痛，为疏散风热之要药，治风热、肝火所致诸疾。本品有明显解热、降压、抗炎等作用。

金银花

［来源］ 为忍冬科多年生半常绿木质藤本忍冬、红腺忍冬、山银花或毛花柱忍冬的干燥花蕾或带初开的花。

［性味归经］ 味甘，性寒。归肺经、心经、胃经。

［功效］ 清热解毒，疏散风热。

［用法用量］ 煎服，10～15 克。

［使用注意］ 脾胃虚寒或气虚疮疡脓稀者慎用。

［性能特点］ 芳香疏散，善除肺经热邪，治外感风热、温病初起。本品水煎剂有明显抑制炎症及解热作用；还能促进白细胞吞噬能力，提高淋巴细胞转化率。提取液有较强的抗内毒素作用。

连翘

［来源］ 为木犀科落叶灌木连翘的干燥果实。

［性味归经］ 味苦，性微寒。归肺经、心经、胆经。

［功效］ 清热解毒，疏散风热。

［用法用量］ 煎服，6～15 克。

[使用注意] 脾胃虚寒或气虚疮疡脓稀者慎用。

[性能特点] 既善清热解毒;又善宣散透热,治外感风热、温病初起。本品能明显抑制炎性渗出。

鱼腥草

[来源] 为三白草科多年生草本蕺菜的干燥地上部分。

[性味归经] 味辛,性微寒。归肺经。

[功效] 清热解毒。

[用法用量] 煎服,15～30 克。外用适量。

[使用注意] 不宜久煎。

[性能特点] 功善清热解毒,还能清热除湿。本品能明显促进白细胞和巨噬细胞的吞噬能力,具有抗炎作用。鱼腥草油镇咳、平喘作用明显。

丝瓜络

[来源] 为葫芦科一年生攀援草本丝瓜的干燥或成熟果实的纤维管束。

[性味归经] 味甘,性平。归肺经、胃经、肝经。

[功效] 祛风通络,化痰解毒。

[用法用量] 煎服,6～10 克;大剂量可用至 60 克。外用适量,煅存性研末调敷。

[性能特点] 既能祛风通络,又能化痰解毒。唯药力平和,用量宜大。本品水煎剂有镇痛、抗炎及镇静作用。

桔梗

[**来源**] 为桔梗科多年生草本桔梗的干燥根。

[**性味归经**] 味苦、辛，性平。归肺经。

[**功效**] 开宣肺气，利咽开窍。

[**用法用量**] 煎服，3～10 克。

[**使用注意**] 性升散，凡气急上逆之呕吐、呛咳、眩晕及阴虚火旺咳血等，不宜用。用量过大易致恶心呕吐。

[**性能特点**] 本品为肺经气分之要药。善开宣肺气，无论外感内伤、属寒属热均可应用。本品有较强的祛痰作用，还有解痉、镇痛、镇静、镇咳、降血糖、降血脂、松弛肠平滑肌、抗过敏、抗胆碱、抗肿瘤、抗炎、增强免疫等作用。

治疗过敏性鼻炎的常用中成药

过敏性鼻炎以鼻痒、喷嚏、流清涕、鼻塞为主要症状，因此，中成药治疗以祛风宣肺、通利鼻窍、缓解症状为主。值得注意的是，服用药物期间应忌烟酒、辛辣及鱼腥食物，而且不宜同时服用滋补性药物。有高血压、心脏病、肝病、糖尿病、肾病等慢性病症状较严重者，应在医师指导下服用药物。儿童、孕妇、哺乳期妇女、年老体弱者也应在医师指导下服用药物。治疗过敏性鼻炎的中成药不宜长期服用，服药 3 天症状没有缓解者，应去医院就诊。现将过敏性鼻炎的常用中成药举例如下。

通窍鼻炎胶囊

[成分] 苍耳子(炒)、防风、黄芪、白芷、辛夷、白术(炒)、薄荷。

[功效] 散风消炎,宣通鼻窍。

[主治] 用于鼻渊,鼻塞,流涕,前额头痛;鼻炎,鼻窦炎及过敏性鼻炎。

[规格] 每粒装0.4克。

[用法用量] 口服,一次4～5粒,一日3次。

鼻炎片

[成分] 苍耳子、辛夷、防风、连翘、野菊花、五味子、桔梗、白芷、知母、荆芥、甘草、黄柏、麻黄、细辛。辅料为硬脂酸镁、糊精、乙醇、薄膜包衣料。

[功效] 祛风宣肺,清热解毒。

[主治] 用于风邪蕴肺所致的急、慢性鼻炎,过敏性鼻炎。

[规格] 每片重0.5克。

[用法用量] 口服,一次2片,一日3次。

[注意事项] 脾虚便溏者应在医师指导下服用。

鼻炎康片

[成分] 广藿香、苍耳子、鹅不食草、野菊花、黄芩、麻黄、当归、猪胆汁、薄荷油、马来酸氯苯那敏。

[功效] 清热解毒,宣肺通窍,消肿止痛。

[主治] 用于肺经郁热型急、慢性鼻炎及过敏性鼻炎。

[规格] 每片重 0.37 克。

[用法用量] 口服，一次 4 片，一日 3 次。

[不良反应] 可见困倦、嗜睡、口渴、虚弱感；个别患者服药后偶有胃部不适，停药后可消失。

[药品禁忌] 孕妇慎用。

[注意事项] 凡过敏鼻炎属虚寒症者慎用。本品含马来酸氯苯那敏。膀胱颈梗阻、甲状腺功能亢进、青光眼、高血压和前列腺肥大者慎用；服药期间不得驾驶机、车、船、从事高空作业、机械作业及操作精密仪器。个别患者服药后偶有胃部不适，停药后可消失；建议饭后服用。

辛芩颗粒

[成分] 细辛、黄芩、苍耳子、白芷、荆芥、防风、石菖蒲、白术、桂枝、黄芪。

[功效] 益气固表，祛风通窍。

[主治] 用于肺气不足、风邪外袭所致的鼻痒、喷嚏、流清涕，易感冒；过敏性鼻炎见上述证候者。

[规格] 每袋装 5 克(无蔗糖)。

[用法用量] 开水冲服。一次 1 袋，一日 3 次。20 日为 1 个疗程。

苍鹅鼻炎片

[成分] 苍耳子、白芷、黄芩、鹅不食草、菊花、野菊花、

荆芥、广藿香、猪胆膏、薄荷油、鱼腥草素钠、马来酸氯苯那敏。

[功效] 清热解毒,疏风通窍。

[主治] 用于风热而致的过敏性鼻炎,慢性单纯性鼻炎及鼻窦炎引起的头痛、鼻塞、流涕。

[规格] 每片相当于原药材4.35克。

[用法用量] 口服,一次3～4片,一日3次,饭后服。

[不良反应] 可见困倦、嗜睡、口渴、虚弱感。

[药品禁忌] 肝肾功能不全者禁用;儿童、孕妇及哺乳期妇女禁用。

[注意事项] 本品不适用于慢性鼻炎属虚寒证者。本品含马来酸氯苯那敏、鱼腥草素钠。膀胱颈梗阻、甲状腺功能亢进、青光眼、高血压和前列腺肥大者慎用;服药期间不得驾驶机、车、船、从事高空作业、机械作业及操作精密仪器。脾虚大便溏者慎用。

鼻通丸

[成分] 苍耳子(炒)、辛夷、白芷、薄荷、鹅不食草、黄芩、甘草。

[功效] 清风热,通鼻窍。

[主治] 用于外感风热或风寒化热,鼻塞流涕,头痛流泪,慢性鼻炎。

[规格] 每丸重9克。

[用法用量] 口服,一次1丸,一日2次。

[注意事项] 在医师指导下，按规定量服用。服用前应除去蜡皮、塑料球壳。本品不可整丸吞服。

千柏鼻炎片

[成分] 千里光、卷柏、决明子、麻黄、羌活、白芷、川芎。

[功效] 清热解毒，活血祛风，宣肺通窍。

[主治] 主治风热犯肺，内郁化火，凝滞气血所致的鼻塞，时轻时重，鼻痒气热，流涕黄稠，或持续鼻塞、嗅觉迟钝；急慢性鼻炎，急慢性鼻窦炎见上述证候者。

[规格] 每瓶100片。

[用法用量] 口服，一次3～4片，一日3次。

藿胆滴丸

[成分] 猪胆酸，藿香油，聚乙二醇。

[功效] 清热化浊，宣通鼻窍。

[主治] 用于风寒化热，胆火上攻所致的鼻塞欠通，鼻渊头痛。

[规格] 每丸重50毫克。

[用法用量] 口服，一次4～6粒，一日2次。

[注意事项] 脾虚大便溏者慎用。本品不适用于慢性鼻炎属虚寒症者。

鼻渊舒口服液

[成分] 苍耳子、辛夷、薄荷、白芷、黄芩、栀子、柴胡、细

辛、川芎、黄芪、川木通、桔梗、茯苓。

[功效] 疏风散热，祛湿通窍。

[主治] 用于鼻炎、鼻窦炎属肺经风热及胆腑郁热证者。

[规格] 口服液，每支10毫升。

[用法用量] 口服，一次10毫升，一日2～3次。20天为1个疗程，一般服用1～2个疗程。

[注意事项] 本品略有沉淀是正常现象，服用本品时，请摇匀或用温开水浸泡药瓶沉淀。

鼻通宁滴剂

[成分] 鹅不食草、辛夷。

[功效] 通利鼻窍。

[主治] 用于鼻塞不通。

[规格] 每瓶装10毫升。

[用法用量] 滴鼻，一次1～2滴，一日2～3次。

[注意事项] 本品为外用滴鼻药，忌滴眼及内服。本品仅用于感冒鼻炎所引起的鼻塞，本品不可长期应用。

鼻炎滴剂

[成分] 金银花、辛夷油、冰片、黄芩苷、盐酸麻黄碱。辅料为亚硫酸氢钠、苯甲醇、聚山梨酯80。

[功效] 散风，清热，通窍。

[主治] 用于风热蕴肺型急慢性鼻炎。

[规格] 每瓶装 10 毫升。

[用法用量] 喷入鼻腔内，一次 1～2 揿，一日 2～4 次。

[药品禁忌] 高血压、动脉硬化、心绞痛、甲状腺功能亢进等患者禁用。孕妇和哺乳期妇女禁用。

[药物相互作用] 本品不应与优降宁等单胺氧化酶抑制剂合用。本品不应与磺胺嘧啶、呋喃妥因同用。本品不应与洋地黄类药物同用。

[注意事项] 本品含盐酸麻黄碱，运动员慎用；青光眼、前列腺肥大及老年患者应在医师指导下使用；服用后如有头晕、头痛、心动过速、多汗等症状应咨询医师或药师。凡过敏性鼻炎属虚寒症者慎用。

滴通鼻炎水

[成分] 蒲公英、细辛、黄芩、麻黄、苍耳子、石菖蒲、白芷、辛夷。辅料为聚山梨酯 80、羟苯乙酯。

[功效] 祛风清热，宣肺通窍。

[主治] 用于伤风鼻塞，鼻窒(慢性鼻炎)，鼻鼽(过敏性鼻炎)、鼻渊(鼻窦炎)。

[规格] 16 毫升。

[用法用量] 外用喷鼻，除盖，喷颈向上伸入鼻前庭，一次喷 1～2 下，一日 3～4 次。

[注意事项] 本品仅供滴鼻用，禁止内服。切勿接触眼睛，鼻黏膜损伤者慎用。

复方鼻炎膏

[成分] 穿心莲、鹅不食草、薄荷油、桉油、盐酸麻黄碱、盐酸苯海拉明。

[功效] 消炎,通窍。

[主治] 用于过敏性鼻炎,急、慢性鼻炎及鼻窦炎。

[规格] 每支装10克。

[用法用量] 将软膏尖端插入鼻腔挤入油膏,一日3次,或遵医嘱。

[不良反应] 可见困倦、嗜睡、口渴、虚弱感;偶见一过性轻微烧灼感,干燥感,头痛,头晕,心率加快,长期使用可致心悸,焦虑不安,失眠等。

[药品禁忌] 高血压、动脉硬化、心绞痛、甲状腺功能亢进等患者禁用。孕妇和哺乳期妇女禁用。鼻腔干燥、萎缩性鼻炎禁用。

[注意事项] 本品为外用药,禁止内服。切勿接触眼睛。鼻黏膜损伤者慎用。本品含盐酸麻黄碱、盐酸苯海拉明。运动员慎用;膀胱颈梗阻、青光眼和前列腺肥大者慎用;服药期间不得驾驶机、车、船、从事高空作业、机械作业及操作精密仪器;服用后如有头晕、头痛、心动过速、多汗等症状应咨询医师或药师。本品不宜长期使用。连续使用时间过长,可产生“反跳”现象,出现更为严重的鼻塞。

通鼻抗感剂

[成分] 大蒜、辛夷、白芷、细辛、葛根、桂枝、羌活、麻

黄、荆芥、防风、川芎、白芍、生姜、大枣、甘草。

[功效] 通窍，散寒，清热，解毒。

[主治] 用于外感风寒，鼻塞、鼻痒、喷嚏、流涕、头昏、头痛、恶寒、发热、四肢倦怠；轻、中型感冒，慢性单纯性鼻炎，过敏性鼻炎见上述证候者。

[规格] 每瓶装 6.5 克。

[用法用量] 用棉签蘸少许药液涂于鼻腔周壁，感冒见咽痛咳嗽者，可用 10 倍量温开水稀释后的药液含漱，一日 3～4次。

[药品禁忌] 儿童、孕妇及哺乳期妇女禁用；肝肾功能不全者禁用。

[注意事项] 本品仅供鼻腔涂药及口腔含漱用，不得内服。切勿接触眼睛，鼻黏膜损伤者慎用。对蒜臭特别敏感、恶心和不适者慎用。本药用于慢性单纯性鼻炎、过敏性鼻炎受外感风寒者；无外感风寒者，应在医师指导下使用。

益鼻喷雾剂

[成分] 辛夷、苍耳子、麻黄、白芷、威灵仙、冰片。

[功效] 辛温散寒，通利鼻窍。

[主治] 用于鼻塞不通，或因鼻塞所致的嗅觉障碍，头昏，头痛等症状的改善。

[规格] 每支 15 毫升。

[用法用量] 外用，喷鼻。用喷管稍伸入鼻孔内，每个鼻孔一次 2 揿，一日 3 次。

[药品禁忌] 孕妇及哺乳期妇女禁用。

[注意事项] 本品为外用药，禁止内服。切勿接触眼睛，鼻黏膜损伤者慎用。本品初喷于患处时，有一定的刺激性，症状不重者，可继续使用。本品最好在病症发作期间使用，病情控制后应减少使用次数或停用。切勿置本品于近火及高温处并严禁剧烈碰撞，使用时勿近明火。

过敏性鼻炎的食疗

食疗原则

宜食性质平和、清淡而偏温的食物：由于维生素C具有抗组胺的作用，减轻组胺释放化学物质造成过敏现象，还宜多食富含维生素C及维生素A的新鲜蔬菜和水果，如谷类、萝卜、刀豆、丝瓜、菠菜、大白菜、小白菜、白萝卜以及梨、苹果、橘子、枇杷、葡萄、核桃等。

宜多吃补养肺气的食品：可降低过敏的发生，如马铃薯、红薯、山药、栗子、大枣、兔肉、桂鱼、泥鳅、雪梨等。

宜多食益气固表以及补益脾肾的食物及药物：如鹌鹑、黄鳝、燕窝、木耳、银耳、花生、核桃、百合、松子等；药物如黄芪、当归、乌梅、灵芝、黄精、太子参、百合、杜仲等。

避免吃容易诱发过敏的食物及“发物”：如海鲜、蛋、奶制品、香菇、竹笋、荞麦、蚕豆、鹅肉、辣椒、含酒精或咖啡因的饮料等。

不宜多食生冷苦寒的食物：寒凉生冷食物（如生冷瓜果、凉水、凉菜、冷饮等）最易损伤肺脾阳气，加重虚寒症状，还会降低免疫力，并造成呼吸道过敏。

忌食刺激性食物：如辣椒、芥末等，容易刺激呼吸道黏膜。

少吃肥甘油腻之品：如果偏好高油脂、高热量的饮食，体内的发炎物质会比较高，较容易诱发自身免疫性疾病。

避免食用食物添加剂：如香草醛、苯甲醛、桉油醇、单钠麸氨酸盐等。

适宜食用的常见食物

粮豆类

糯米

[性味归经] 性温，味甘。归脾经、肺经、胃经。

[功效] 补中益气，健脾养胃，止虚汗。

[食疗作用] 糯米含有蛋白质、脂肪、糖类、钙、磷、铁、维生素 B_1、维生素 B_2、烟酸及淀粉等，营养丰富，为温补强壮品，适宜于多汗、血虚、脾虚、盗汗、久病体虚、神经衰弱、产后之人食用。

[注意] 糯米适宜煮成稀薄粥，这样不仅营养丰富、有

益滋补，且极易消化吸收，可补养胃气。糯米所含支链淀粉在肠胃中难以消化水解，如果患有胃炎、十二指肠炎等消化道炎症者，应该少食；老人、小孩或病人也宜慎用。糯米中碳水化合物和钠的含量都很高，对于有糖尿病、体重过重，或其他慢性病（如肾脏病、高血脂）的人要尽量少吃。湿热痰火较重者不宜多食。

粳米

［性味归经］ 性平，味甘。归脾经、胃经。

［功效］ 补中益气，平和五脏。

［食疗作用］ 粳米中含有丰富的蛋白质，所含人体必需的氨基酸也比较全面，还含有脂肪、钙磷、铁及B族维生素等多种营养成分。粳米可防过敏性疾病，因粳米所供养的红细胞生命力强，又无异体蛋白进入血流，故能防止一些过敏性疾病的发生。适宜一切体虚之人、高热之人、久病初愈、妇女产后、老年人、婴幼儿、消化能力减弱者煮成稀粥调养食用。

［注意］ 糖尿病患者应注意不宜多食。

糙薏仁（又名红薏仁）

［性味归经］ 性微寒，味甘、淡。归脾经、胃经、肺经。

［功效］ 健脾益胃，补肺清热，祛风胜湿。

［食疗作用］ 糙薏仁是高蛋白质含量之谷类，含有薏仁脂，具有消水肿、帮助消化吸收、促进新陈代谢的作用。糙薏仁中含有的糖蛋白成分具有抗补体活性作用，具有调整免疫抗过敏的功效。

[注意] 孕妇及正值经期的妇女不宜食用。

禽蛋类

鹌鹑肉

[性味归经] 性平，味甘。归心经、肝经、脾经、肺经、肾经、大肠经。

[功效] 补益五脏，益气养血。

[食疗作用] 鹌鹑肉是极少能同时入五脏的食物，一般人都可食用，是老幼病弱者、高血压患者、肥胖症患者的上佳补品。适用于营养不良，体虚乏力，贫血头晕，肾炎浮肿，泻痢等症；并有保护心脑血管，抗过敏及健脑等作用。

[注意] 鹌鹑肉不宜与猪肉、猪肝、蘑菇、木耳同食。《食疗本草》云："不可共猪肉食之，令人多生疮。"

猪瘦肉

[性味归经] 性平，味甘、咸。归脾经、肾经、胃经。

[功效] 补中益气，养阴生津。

[食疗作用] 有补中益气、丰肌体、生津液、润肠胃和强壮身体的功用，能增加抵抗疾病的能力，有利于改善阴虚不足、头晕、贫血及营养不良等症状。

[注意] 湿热偏重、痰湿偏盛，舌苔厚腻者不宜多食。瘦肉吃多了也会对人体健康产生危害，若把瘦猪肉作为日常膳食结构中主要的食物来源，会增加发生高血脂、动脉粥样硬化等心血管疾病的危险。一般来讲，成人每天食肉量应为1～2两，根据个人的体重和肥胖程度可适当增减。

兔肉

[**性味归经**] 性凉，味甘。归脾经、胃经、大肠经。

[**功效**] 补中益气，凉血解毒，清热止渴。

[**食疗作用**] 兔肉是一种高蛋白、低脂肪、低胆固醇的食物，既有营养，又不会令人发胖，是理想的“美容食品”，被称之为“保健肉”、“荤中之素”、“美容肉”、“百味肉”等。兔肉中含有多种维生素和8种人体所必需的氨基酸，有增强免疫力、祛病强身作用。

[**注意**] 脾胃虚寒者、孕妇、妇女月经期不宜多食。兔肉不能与鸡心、鸡肝、獭肉、橘、芥、鳖肉同食。

水产类

鳜鱼

[**性味归经**] 性平，味甘。归脾经、胃经。

[**功效**] 补气血，益脾胃。

[**食疗作用**] 鳜鱼含有蛋白质、脂肪、少量维生素、钙、钾、镁、硒等营养元素，肉质细嫩，极易消化，适宜于体质衰弱，虚劳羸瘦，脾胃气虚，饮食不香，营养不良者，尤其适合儿童、老人及体弱、脾胃消化功能不佳的人。

[**注意**] 寒湿盛者不宜食用。吃鱼前后忌喝茶。

泥鳅

[**性味归经**] 性平，味甘。归脾经、肝经、肾经。

[**功效**] 补中益气，益肾助阳，暖脾胃，止虚汗。

[**食疗作用**] 一般人群均可食用，特别适宜身体虚弱、

脾胃虚寒、营养不良、小儿体虚盗汗者食用。泥鳅含优质蛋白质、脂肪、维生素A、维生素B_1、烟酸、铁、磷、钙等，营养价值很高，能降脂降压，又滋补抗衰老。泥鳅体内还含有丰富的核苷，核苷是各种疫苗的主要成分，能提高身体抗病毒能力。泥鳅和豆腐同烹，具有很好的进补和食疗功用。

[注意] 阴虚火盛者忌食。

蔬菜类

白萝卜

[性味归经] 性凉，味甘、辛。归肺经、胃经、大肠经。

[功效] 除痰润肺，下气消食，解毒生津，利尿通便。

[食疗作用] 白萝卜为食疗佳品，可以治疗或辅助治疗多种疾病，本草纲目称之为“蔬中最有利者”。白萝卜含有丰富的维生素C和微量元素锌，有助于增强机体的免疫功能，提高抗病能力。白萝卜含芥子油、淀粉酶和粗纤维，具有促进消化，增强食欲，加快胃肠蠕动和止咳化痰的作用。

[注意] 脾胃虚寒、体质虚弱者不宜多食。

胡萝卜

[性味归经] 性平，味甘。归脾经、肺经。

[功效] 健脾消食，润肠通便，明目，行气化滞。

[食疗作用] 胡萝卜中富含的胡萝卜素能转变成维生素A，而维生素A能促进免疫球蛋白的合成，有助于增强机体的免疫功能，从而预防过敏反应的发生。胡萝卜中的β-胡萝卜素能有效预防花粉过敏症、过敏性皮炎等过敏性疾

病，且β-胡萝卜素能调节细胞内的平衡，从而使身体不易出现过敏反应。胡萝卜中的木质素也能提高机体免疫机制。

金针菇

[性味归经] 性凉，味甘。归脾经、胃经、大肠经。

[功效] 补肝脾，益肠胃。

[食疗作用] 金针菇富含B族维生素、维生素C、碳水化合物、矿物质、胡萝卜素、多种氨基酸、植物血凝素、多糖、牛磺酸、香菇嘌呤、麦冬甾醇、细胞溶解毒素、冬菇细胞毒素等，能降低胆固醇含量、缓解疲劳、抑制癌细胞、提高身体免疫力。金针菇菌柄中含有一种蛋白，可以抑制哮喘、鼻炎、湿疹等过敏症。金针菇能有效地增强机体的生物活性，促进体内新陈代谢，有利于食物中各种营养素的吸收和利用。经常食用金针菇还有利于排除重金属离子和代谢产生的毒素和废物。

[注意] 脾胃虚寒者不宜多食，关节炎、红斑狼疮患者慎食。

西兰花

[性味归经] 性平，味甘。归脾经、肾经、胃经。

[功效] 补肾填精，健脑壮骨，补脾和胃。

[食疗作用] 主治久病体虚、肢体痿软、耳鸣健忘、脾胃虚弱，小儿发育迟缓等病症。西兰花中的营养成分，不仅含量高，而且十分全面，主要包括蛋白质、碳水化合物、脂肪、维生素C和胡萝卜素，以及钙、磷、铁、钾、锌、锰等多种矿物质。西兰花的维生素C含量极高，不但有利于人的生长发

育，更重要的是能提高人体免疫功能，促进肝脏解毒，提高人的体质，增加抗病能力。

山药

［**性味归经**］性平，味甘。归脾经、肺经、肾经。

［**功效**］益气养阴，补益脾肺，补肾固精。

［**食疗作用**］山药含有淀粉酶、多酚氧化酶等物质，是一味平补肺脾肾的药食两用之品。《本草纲目》指出：山药治诸虚百损、疗五劳七伤。山药含有黏蛋白、淀粉酶、皂苷、游离氨基酸、多酚氧化酶等物质，且含量较为丰富，具有滋补作用，为病后康复食补之佳品，有强健机体的作用；山药所含的皂苷、黏液质，有润滑、滋润的作用，故可益肺气、养肺阴；山药还可增加人体 T 淋巴细胞，诱导产生干扰素，增强人体免疫功能，延缓细胞衰老。

［**注意**］山药皮中所含的皂角素或黏液里含的植物碱，少数人接触会引起山药过敏而发痒，处理山药时应避免直接接触。

水果类

苹果

［**性味归经**］性凉，味甘、酸。归脾经、肺经。

［**功效**］生津润肺，除烦解暑，开胃醒酒，止泻。

［**食疗作用**］苹果含有丰富的碳水化合物、维生素和微量元素，有糖类、有机酸、果胶、蛋白质、钙、磷、钾、铁、维生素 A、维生素 B、维生素 C 和膳食纤维，其中维生素 A 及维

生素C能提高人体机体免疫力。多吃苹果还可改善呼吸系统和肺功能。

［注意］胃寒者不宜多食。溃疡性结肠炎患者，尤其是在急性发作期，不宜生食苹果，不利于肠壁溃疡面的愈合。苹果不可与胡萝卜同食，易产生诱发甲状腺肿的物质。苹果不和牛奶同食，果酸与牛奶中的蛋白质反应会生成钙沉淀，引起结石。空腹不宜吃苹果，苹果所含的果酸和胃酸混合后会增加胃的负担。不要在饭后马上吃水果，以免影响正常的进食及消化。

梨

［性味归经］性凉，味甘、微酸。归肺经、胃经。

［功效］生津润燥，清热化痰，解酒。

［食疗作用］梨富含糖、蛋白质、脂肪、碳水化合物、膳食纤维及多种维生素，具有清肺养肺、降胆固醇的作用。

［注意］梨性凉助湿，脾虚便溏、慢性肠炎、胃寒病、寒痰咳嗽或外感风寒咳嗽患者不宜多食。梨含果酸较多，胃酸多者，不可多食，亦不宜与碱性药同用，如氨茶碱、小苏打等。

杏

［性味归经］性温，味甘、酸。归肺经、大肠经。

［功效］润肺，止咳，定喘，生津，止渴。

［食疗作用］杏营养丰富，内含较多的糖、蛋白质以及钙、磷等矿物质，另含维生素A、维生素C和B族维生素等，其中维生素A及维生素C能提高人体机体免疫力。杏性

温热，适合代谢速度慢、贫血、四肢冰凉的虚寒体质之人食用。杏仁可以止咳平喘、润肠通便，常吃有美容护肤的作用。

［注意］ 产妇、泄泻患者不宜多食。

榴莲

［性味归经］ 性热，味辛、甘。归肝经、肺经、肾经。

［功效］ 滋阴壮阳，疏风清热，利胆退黄，杀虫止痒。

［食疗作用］ 榴莲有大补的功效，适宜偏寒者食用，尤其适合病后体弱者以及产后的妇女。榴莲的营养价值很高，富含淀粉、糖、蛋白质，还有多种维生素、脂肪、钙、铁和磷等。榴莲果中氨基酸的种类齐全，含量丰富，除色氨酸外，还含有7种人体必需氨基酸，其中谷氨酸含量特别高，能提高机体的免疫功能，调节体内酸碱平衡，以及提高机体对应激的适应能力。榴莲果中维生素含量丰富，维生素A、维生素B和维生素C都较高，也能增强人体免疫功能。

［注意］ 榴莲性热，热病及阴虚体质者慎食。榴莲含有很高的糖分，糖尿病、心脏病和高胆固醇血症患者忌食。榴莲一次不宜多吃，若闻到已熟的榴莲带有酒精味，则表示已变质不能吃。

枇杷

［性味归经］ 性平，味甘、酸。归肺经、胃经。

［功效］ 果肉清肺润肺，生津止渴；核祛痰止咳。

［食疗作用］ 枇杷富含胡萝卜素，还含有各种果糖、葡萄糖、钾、磷、铁、钙以及多种维生素等，其所含的胡萝卜素、

维生素 A、维生素 C 均能增强机体免疫功能。枇杷不论是叶、果和核都含有苦杏仁苷，具有润肺止咳的作用。

[注意] 糖尿病患者不宜多食。

其他

蜂蜜

[性味归经] 性平，味甘。归脾经、肺经、大肠经。

[功效] 补中润燥，止痛，解毒。

[食疗作用] 蜂蜜为滋补佳品，《神农本草经》指出其有“除百病、和百药”的作用，且“多服久服不伤人。”蜂蜜能迅速补充体力，消除疲劳，其所含的多种酶和矿物质可以提高人体免疫力，增强机体对疾病的抵抗力。蜂蜜中含有微量的蜂毒，蜂毒是蜜蜂体内的一种有毒液体，但在临床上被用于支气管哮喘等过敏性疾病的治疗。蜂蜜里面含有一定的花粉粒，经常喝会对花粉过敏产生一定的抵抗能力。蜂蜜还对某些慢性病还有一定的疗效，常服蜂蜜对于心脏病、高血压、肺病、眼病、肝脏病、痢疾、便秘、贫血、神经系统疾病、胃和十二指肠溃疡病等都有良好的辅助医疗作用。外用还可以治疗烫伤、滋润皮肤和防治冻伤。

[注意] 糖尿病患者不宜食用。湿阻中焦的脘腹胀满、苔厚腻者不宜食用。

红枣

[性味归经] 性温，味甘。归脾经、胃经。

[功效] 补中益气，养血安神。

［食疗作用］ 红枣中维生素含量非常高，其维生素 C 的含量居百果之冠，有“天然维生素丸”的美誉。红枣含有蛋白质、脂肪、糖类、有机酸、维生素 A、维生素 C、多种微量钙以及氨基酸等丰富的营养成分，具有较强的补养作用，能提高人体免疫功能，增强抗病能力。红枣含有三萜类化合物及环磷酸腺苷，有较强的抑癌、抗过敏作用。

［注意］ 糖尿病患者不宜多食。湿盛或脘腹胀满者忌食；湿热重、舌苔黄的人不宜食用。食积、便秘者不宜多吃；龋齿、牙病作痛及痰热咳嗽患者不宜食用。枣皮纤维含量很高，不容易消化，吃时一定要充分咀嚼，不然会影响消化，胃溃疡患者不宜食用。

银耳

［性味归经］ 性平，味甘、淡。归肺经、胃经。

［功效］ 滋阴润肺，补气和血。

［食疗作用］ 银耳富含胶原蛋白，对人体有很强的滋补作用，修复黏膜作用明显。银耳中的有效成分酸性多糖类物质，能增强人体的免疫力，调动淋巴细胞，加强白细胞的吞噬能力。

［注意］ 风寒咳嗽者不宜食用。

燕窝

［性味归经］ 性平，味甘。归肺经、胃经、肾经。

［功效］ 养阴润燥，益气补中。

［食疗作用］ 燕窝滋阴润肺，补而不燥，有宫廷大补品之称，可用于体质衰弱，营养不良，呼吸系统疾病及体虚多汗、

盗汗、自汗等症。其所含的唾液酸也称为燕窝酸能增强免疫力，让细菌不易附着在呼吸系统黏膜上，愈合、修复受损细胞。燕窝中含有表皮生长因子能促进细胞分裂（不会分裂癌细胞），刺激淋巴腺细胞，对人体组织生长、细胞再生，以及由细胞发的免疫功能均有促进作用。加之燕窝还含有大量的粘蛋白、糖蛋白、钙、磷等多种天然营养成分，有润肺燥、滋肾阴、补虚损的功效，能增强人体对疾病的抵抗力。

［注意］ 肺胃虚寒、痰湿停滞者不宜食用。

核桃

［性味归经］ 性平，味甘。归肺经、肾经、大肠经。

［功效］ 补肾，固精强腰，温肺定喘，润肠通便。

［食疗作用］ 核桃营养价值丰富，有“长寿果”“养生之宝”的美誉，有健脑、补虚强体、润肤、润肠通便的作用。常食核桃可以增强体质。核桃中富含丰富的 ω-3 脂肪酸，可抑制身体产生发炎与过敏反应。

［注意］ 阴虚火旺、泄泻者不宜食用。

过敏性鼻炎的外治法

药物外治法

药物外治法宜用辛散风寒，行气活血，兼以解毒通窍的药物。

吸药疗法

(1) 细辛、苍耳子各6克。研粗末，浸入烧酒中。用时将上药酒隔水炖热，将鼻孔对酒吸入其气。用于鼻鼽，鼻出清涕。

(2) 生花生2～2.5千克。入锅内。令患者亲手拌炒，鼻闻其气，炒之数次即愈。用于鼻流清涕不止。

吹药疗法

吹药疗法是将药物制成精细粉末，利用喷药管，将药粉喷撒于病灶的一种外治法。

(1) 川芎、鹅不食草各30克，细辛、辛夷各6克，青黛3克。上药共为细末，吹鼻，每日3～4次。每次嘱患者口含凉水，令人将药末吹入左右鼻孔内，取嚏为效。或以鼻嗅药，则效缓。

(2) 荜拨适量。研末，取少许吹入鼻，每日三次。适用于过敏性鼻炎偏于风寒者。

(3) 青黛3克，芦荟、地龙各1.5克，朱砂0.3克，瓜蒂1.5克，细辛3克，黄连1.5克。共为细末，和匀，再加入麝香少许。吹鼻中。用于鼻鼽。

(4) 辛夷100克，苍耳子100克，白芷100克，绿矾50克，丝瓜藤100克，薄荷80克。将上药研为细末，过120目筛，装瓶中备用。每用0.1克，吸入鼻中，每日三次，十天为一疗程，间隔3～5天。

(5) 白芷、鹅不食草、川芎、辛夷花、细辛各适量。共为末，时时吹入鼻中，或用辛夷熏烟嗅鼻，均有良效。

（6）辛夷 30 克，鹅不食草 30 克，薄荷 15 克，白芷 15 克，苍耳子 60 克，冰片 1 克。以上方药共研极细末，贮瓶备用。每用少许，先从一侧鼻孔猛吸一下，再从另一鼻孔吸入等量。每日吸 2～3 次。

搐鼻疗法

搐鼻疗法是将所用药物细末，用手指或以纱布包裹，纳入鼻中，通过鼻黏膜吸收而发挥治疗作用的一种外治方法。搐鼻疗法常用之药大多辛香走窜，通过取嚏，使肺气宣通。

鹅不食草适量，研成细粉。将药粉适量搐鼻内。

涂药疗法

（1）鹅不食草药膏：鹅不食草干粉，加入凡士林，制成 100％药膏，涂入鼻腔，每日 2～3 次。

（2）干姜适量，研末，蜜调涂鼻内。

滴药疗法

（1）细辛 5 克，辛夷 15 克，川芎 15 克，白芷 15 克，薄荷 10 克，漏芦 20 克。共为细末，每 10 克生药末加葱白七根捣烂去渣，加香油制成糊状，每日滴鼻 3～4 次，每次 3～5 滴。

（2）辛夷 200 克，白芷 200 克，防风 200 克，苍耳子 150 克。以蒸馏法制成 1 000 毫升滴鼻液。每次 3～5 滴，每日 3 次，连用 3～14 天。

(3) 苍耳子、辛夷花、黄芩各 1 000 克，青黛 250 克。将上药水煎浓汁适量。取以上浓汁滴鼻，每日 3 次，每侧 3～4 滴，连滴 1 周为 1 个疗程。

(4) 夏枯草 3 份，辛夷、苍耳子各 1 份。将上药制成滴鼻剂。每次滴入双侧鼻孔各一滴，每日 2～3 次，1～2 周为 1 个疗程。

(5) 辛夷、白芷、百部、牛蒡子、白蒺藜、鱼腥草、地肤子、鹅不食草各 160 克，荆芥 120 克，薄荷 70 克。制成水液剂，每日 4～5 次滴鼻中。

塞药疗法

(1) 细辛 0.9 克，蜀椒 0.9 克，桂心 0.9 克，川芎 0.9 克，吴茱萸 0.9 克，炙皂荚 0.6 克，炮附子 2.4 克。用醋浸渍一夜，以猪油 500 克熬，以附子色黄为膏成。取药末适量，以纱布裹之塞鼻，兼以摩顶。

(2) 牵牛花 1 朵。捣烂。塞鼻。

(3) 薄荷 1.5 克，硼砂 3 克。研细末。用纱布包之塞鼻。

(4) 公丁香 3 克，荜拨 3 克，五倍子 5 克。将上药研细末。用脱脂棉裹上药末适量如球状塞入鼻孔内嗅其气，每日早、晚各塞 1 次，通常 1～2 日可愈。

(5) 辛夷、细辛、通草、甘遂、川芎、桂心、附子各适量。上药等分为末，炼蜜丸。棉裹上药纳鼻中，密封闭，用于鼻塞清涕，脑冷所致。

熏洗疗法

(1) 无花果30克,无花果叶10克,鹅不食草、蜂房各15克。以上方药加水适量,煮沸10分钟后熏鼻,每次30分钟。

(2) 黄芪、白术各20克,防风、黄芩各12克,丹皮8克,白鲜皮10克,金银花、赤芍各15克。以上方药加水500毫升,浸泡10分钟,再煎至400毫升,趁热用药液蒸汽熏鼻,熏时嘱患者尽力深吸气,使药液蒸气充分进入鼻腔内,待药液温后用药液冲洗鼻腔。每日熏洗2次,每次30分钟,连用5～7天。

艾灸疗法

(1) 取肺俞或风门;脾虚者加脾俞,肾虚者加肾俞。用鲜姜切成直径2～3厘米,厚0.2～0.3厘米的薄片,中间以针刺数孔,然后将姜片置于所选穴位上,上置艾炷。施灸,每穴灸3壮,使皮肤潮红而不起泡为度。每日1次,10次为1个疗程。

(2) 取足三里、三阴交、合谷、曲池为主穴;肺经穴位如列缺、鱼际等为配穴。每次选2～3个主穴,一个配穴,用艾条悬灸30～40分钟,每日1次,10次为1个疗程。

(3) 百会、上星、身柱、膏肓、命门、神阙、气海、中脘、曲池、足三里、三阴交、涌泉。悬灸或艾柱直接灸(神阙、涌泉不能直接灸),每次选穴3～4个,悬灸20分钟。每日1次,10次为1个疗程。

按摩疗法

鼻部按摩

通过鼻部按摩，可以使面部经络疏通，气血畅流，邪气得以宣泄，从而达到通鼻窍之效。

（1）先将双手鱼际互相摩擦至发热，然后以双手鱼际按于鼻两侧，沿鼻根至迎香，往返摩擦至局部有热感为止。此后再从攒竹向太阳推，至局部有热。每日2～3次。

（2）先将双掌用力搓得炽热，接着以左右两手的中指指肚同时夹紧鼻梁两侧，并顺着鼻梁用力向上推至神庭（发迹边沿），紧接着又向下推至鼻翼旁，推行速度宜快，一上一下为一次，须疾速推100次左右，使鼻腔内有炽热感为佳。

穴位按压

穴位按压是以祖国医学理论为指导，以经络腧穴学说为基础，以按摩为主要施治，用来防病治病的一种手段，是祖国医学的重要组成部分。穴位按压具有刺激人体特定的穴位，激发人的经络之气，以达到通经活络、调整人的机能、祛邪扶正的目的。

迎香

［**定位**］在鼻翼外缘中点旁开，当鼻唇沟中。

［功能作用］疏散风热，通利鼻窍。

［穴位释义］此穴在鼻旁，因能主治"鼻鼽不利，窒洞气塞"，鼻塞不闻香臭，故名。是治疗各种鼻疾的要穴。

鼻通（又名上迎香）

［定位］在鼻两侧的中间，鼻翼软骨与鼻甲的交界处，近处鼻唇沟上端处。

［功能作用］清热散风，宣通鼻窍。

山根

［定位］位于两眼内眦连线中点与印堂之间的斜坡上。

［功能作用］明目、安神。

印堂

［定位］在人体前额部，当两眉头间连线与前正中线之交点处。

［功能作用］明目通鼻，疏风清热，宁心安神。

［穴位释义］印，泛指图章；堂，庭堂。古代指额部两眉头之间为"阙"，星相家称印堂，因穴位于此处，故名。

攒竹

［定位］在面部，眉头凹陷中，额切际处。

［功能作用］吸热生气。

［穴位释义］攒竹，攒，聚集也竹，山林之竹也。攒竹名意指膀胱经湿冷水气由此吸热上行。本穴物质为睛明穴上传而来的水湿之气，因其性寒而为吸热上行，与睛明穴内提供的水湿之气相比，由本穴上行的水湿之气量小，如同捆扎

聚集的竹竿小头一般(小头为上部、为去部,大头为下部、为来部),故名攒竹。

素髎

[定位] 在人体的面部,当鼻尖的正中央。

[功能作用] 除湿降浊。

[穴位释义] 素,古指白色的生绢,此指穴内气血为肺金之性的凉湿水气。髎,孔隙也。该穴名意指督脉气血在此液化而降。本穴物质为神庭穴传来的水湿之气,至本穴后则散热缩合为水湿云气并由本穴归降于地,降地之液如同从细小的孔隙中漏落一般,故名。

上星

[定位] 位于人体的头部,当前发际正中直上 1 寸。

[功能作用] 降浊升清。

[穴位释义] 上,上行也。星,指穴内的上行气血如星点般细小也。该穴名意指督脉气血在此吸热后缓慢上蒸升。本穴物质为神庭穴传来的温热水气,在本穴为缓慢蒸升之状,上行气血如星点般细小,故名。

百会

[定位] 后发际正中上 7 寸,当两耳尖直上,头顶正中。

[功能作用] 开窍醒脑,升阳举陷,益气固脱。

[穴位释义] 百,数量词,多之意。会,交会也。百会名意指手足三阳经及督脉的阳气在此交会。本穴由于其处于人之头顶,在人的最高处,因此人体各经上传的阳气都交会于此,故名百会。

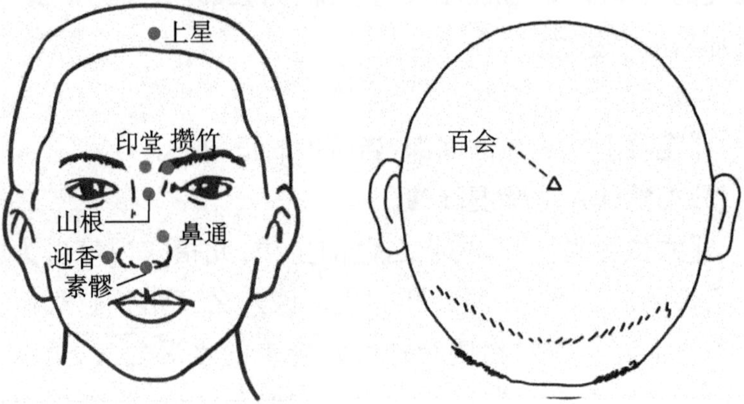

太阳

[定位] 在颞部，眉梢与目外眦之间，向后约一横指的凹陷处就是太阳。

[取穴要点] 在耳廓前面，前额两侧，外眼角延长线的上方。

[功能作用] 清肝明目，通络止痛。

[主治] 头痛、偏头痛、眼睛疲劳、牙痛等疾病。

[注意] 太阳穴不可击打。

大椎（又名百劳穴）

[定位] 取穴时正坐低头，该穴位于人体的颈部下端，第七颈椎棘突下凹陷处。

[功能作用] 益气壮阳。

[穴位释义] ① 大椎：大有高起、开始之意。穴在第1椎凹陷处，是处脊椎较其他脊骨稍大高起，因名大椎。② 百劳：百，数量词，多之意。劳，劳作也。百劳名意指穴

内气血为人体的各条阳经上行气血汇聚而成。

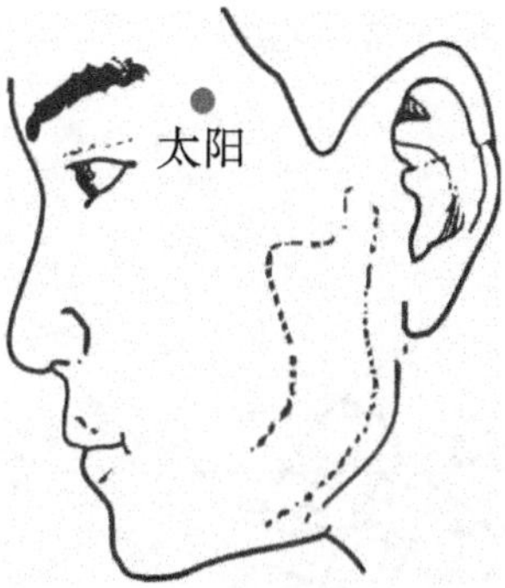

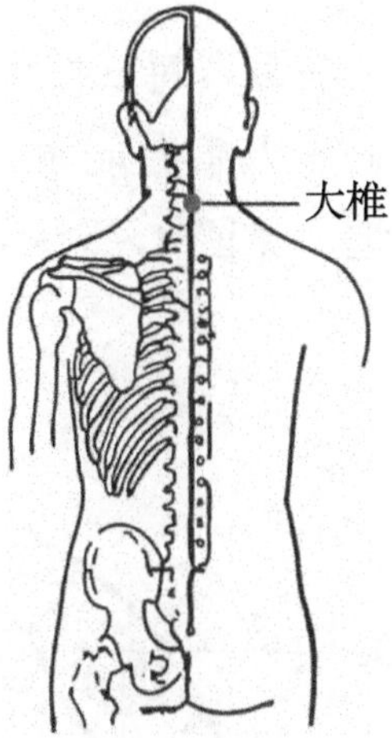

耳穴贴压疗法

耳穴贴压是中医学独具特色的外治法之一，具有平衡阴阳、调理脏腑、疏通经络、清热降火、扶正祛邪、养血安神、清利湿热等功能，而且操作简便，经济安全。

(1) 取过敏点、肺、内鼻、外鼻为主穴；肾、脾、肾上腺、皮质下、内分泌、神门为配穴。每次选用 5～6 穴，用中药王不留行籽按压，达到胀痛，用胶布固定，嘱患者每日按压穴位 2～3 次。两耳交替，每周轮换。

(2) 取肺、鼻、交感。用王不留行籽置穴上，用胶布或麝香虎骨膏固定，每日揉按 2～3 次，每次 10～20 分钟，4～5 天更换 1 次。

(3) 取内鼻、外鼻、肾、肾上腺、肺、额。每次每侧耳取 3

穴，双耳取穴不同，6 个穴位交替。选定耳穴的位置后，将预备好的贴有王不留行籽的胶布贴于选用的穴位上，按压牢固。嘱患者每日按压 3～4 次，每次每穴按压 2～3 分钟，按压强度以患者能耐受为度，一般可产生酸、胀、痛、麻、热等感觉。保留 3～5 天，5～10 次为 1 个疗程。

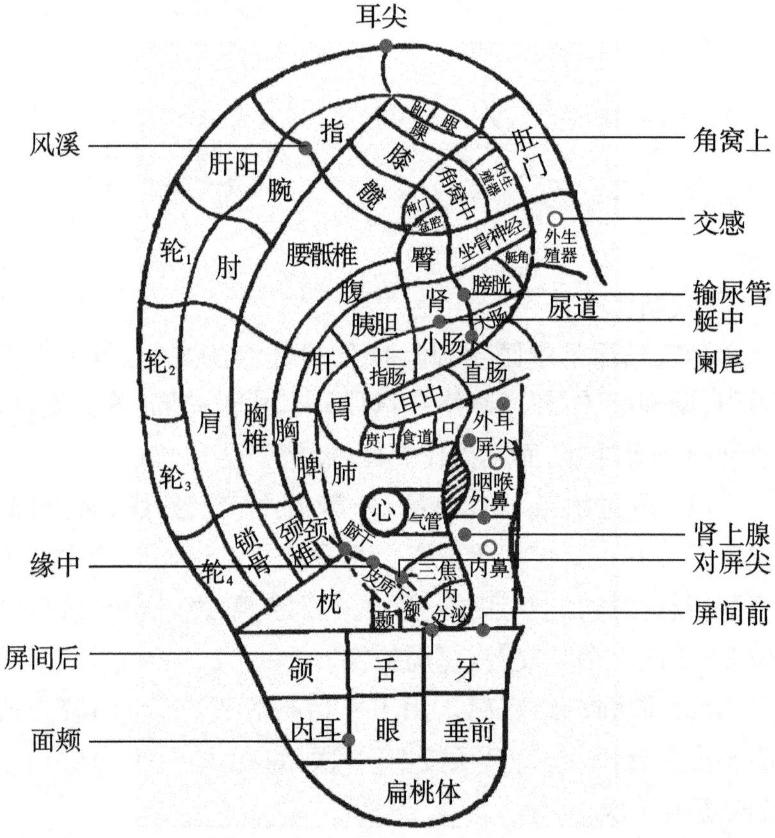

足底按摩

现代研究已证明，足底存在着与各脏腑器官相对应的反射区和经络分布，刺激足底各部位反射区，使得血液循环畅通，排除积聚在体内的废物和毒素，能够使得新陈代谢作用正常运作，最终达到治疗效果。

取鼻反射区，肺反射区，额窦反射区。按摩前先用温水泡双足 10 分钟。用拇指指尖或指腹按压施力，刺激强度以能忍受为度。如刺激强度不够，可双手拇指叠加施力，或食指关节弯曲，其余四指握拳，以指关节施力。每日按摩 1 次。

功法治疗

古人称精、气、神为人生命的三宝，认为人体疾病和衰老的主要原因是精亏、气虚、神衰所致，因此古人在养生修炼中发明了许多方法，其中结合呼吸进行“气息”锻炼的方法为效果上佳的保健方法之一。庄子云，“吹嘘呼吸，吐故纳新，为寿而已矣。”意即吐出浊气，纳入人体所需之清气，以帮助培蓄人体内部之元气，达到养生长寿之目的。

过敏性鼻炎的发病因素，内因多为脏腑功能低下（肺、脾、肾气虚），外因多为风寒、风热之邪侵袭鼻窍而致。因此，呼吸吐纳锻炼之法正适合过敏性鼻炎患者，坚持锻炼可以培元养气、增强体质，从而减少发病。下面介绍一款简单易学的呼吸保健功，具体操作方法如下。

坐、卧、站式均可，以感觉舒适为宜。全身各部由上至下逐一放松，舌抵上腭，排除杂念，目微视鼻梁，两手相叠置于丹田(男左手在下、右手在上，女则相反)，提肛收神，采用逆式呼吸，即吸气时腹部自然内收，呼气时小腹自然外鼓。吸气时要匀、深、长，同时意念新鲜空气由鼻腔满满进入丹田；停留片刻再徐徐呼出，同时意守印堂；一呼一吸为一次，如此反复。

每晚睡前和早晨各练 1 次，每次 15～30 分钟。收功时改为自然呼吸，然后以右手绕丹田按摩 36 圈，左手反绕 36 圈，动作要轻柔。再用拇指背沿鼻梁两侧上下按摩，以皮肤发热为度，最后活动四肢即可。

练功期间注意保暖，勿受凉，鼻塞严重时可暂停练功。

其他外治法

拔罐疗法

取神阙。每隔 5 分钟拔火罐 1 次，共拔 3 次。每日 1 次，3 日后视病情隔日 1 次，10 次为 1 个疗程。

药枕疗法

药枕疗法是指将具有挥发性、芳香性药物为主的中草药置入枕芯中，做成药枕，让患者睡时垫于头颈下以治疗疾病的方法。本法具有芳香通窍，疏通经络的功能。

荆芥、防风、羌活、川芎、白芷、薄荷、菊花、藁本各60克，辛夷花、细辛各30克，山柰、檀香各15克。上药共研细末，装入枕芯，做成药枕，令患者夜卧时枕之。长期使用方有效，3月后须更换药物。

雾化疗法

黄芪、灵芝各20克，辛夷、蜂房各15克，麦冬12克，肉桂、细辛、甘草各6克，苍耳子、鹅不食草各9克。辨证为肺气虚者加防风、白术各12克；脾虚者加茯苓12克，白术15克；肾气虚者加仙灵脾10克，补骨脂12克；鼻干舌燥者，减肉桂用量，加玄参20克，生地15克；清涕不止者加益智仁、诃子各10克；易感冒者加紫河车6克，仙灵脾、肉苁蓉各10克；下鼻甲水肿长期不消者加水蛭、坤草各5克。

以上方药浓煎取汁，每取药液20毫升，置于超声雾化器的药杯内，接通电源，启动开关后借超声雾化器的声能将药液雾化成雾状，通过烟斗样塑料管，使中药气雾直接吸入鼻部。每日1次，每次吸入药雾20分钟。

刮痧疗法

取穴：迎香、大椎、风门、肺俞、肾俞等。

操作：先在迎香附近轻轻刮拭，重点是大椎、风门、肺俞、肾俞等。以皮肤潮红，皮下有痧点为度。刮痧完毕后，可在背俞、尺椎、肺俞、肾俞部进行拔罐。3～4天刮痧1次。刮痧后嘱患者避风，多喝开水。

过敏性鼻炎的护理

心理护理

由于过敏性鼻炎易反复发作，因此，患者难免会产生焦虑、急躁的情绪，部分患者甚至抱着“破罐子破摔”的想法放弃治疗。这时需要医护人员与家属的支持。首先，医护人员与患者建立良好的医患关系，多与患者沟通、解释，讲明坚持治疗的重要性及必要性。对儿童患者要有耐心和爱心，多表扬鼓励，消除其对治疗的恐惧。在了解患者性别、年龄、文化层次、生活和工作环境、饮食习惯、情绪反应等，掌握患者基本信息，与其共同探讨个体化治疗护理方案，制定适合个体的治疗时间及护理计划。其次，家属应给予一定的精神支持，鼓励患者，增强他们坚持治疗的信心，消除患者焦虑情绪。

日常护理

(1) 过敏性鼻炎主要由吸入性变应原引起，因此在日常生活中应尽量避免接触过敏原，避免和减少疾病的发生。

过敏原是植物花粉或者季节性真菌的过敏性鼻炎患者，应尽量避免在早晨 5～10 点这段时间外出活动，因为此时是空气中花粉扩散的高峰期。家中养花的患者在修剪花草时最好戴上口罩。

尘螨是过敏性鼻炎最常见的变应原之一,通常在床垫、床上用品及地毯上比较多,应及时更换清洗,防止螨虫及其分泌物诱发过敏性鼻炎。对尘螨过敏的患者尽量避免使用绒毛的围巾围脖、被子或绒毛填塞的枕头靠垫,家里尽量不要摆放毛绒玩具,室内不要铺地毯,可以选用木质地板或瓷砖。家中大扫除时最好戴上口罩,可以事先在地上撒些水再行打扫,可以减少灰尘的扬起。

对真菌孢子过敏的患者,家里应避免使用柳条编的篮子,还要防止室内有过于潮湿的地方。

蟑螂的排泄物也是过敏性鼻炎常见的变应原之一,应注意居室清洁,定期除虫。

(2) 适当加强体育锻炼,如慢跑、游泳等,增强抵抗力,减少发病。坚持冷水浴、冷水洗脸也可增强体质,提高人体对寒冷的耐受力。

(3) 避免过度疲劳、睡眠不足、受凉,因为这些因素能使人体抵抗力下降,造成鼻黏膜调节功能减弱,病毒乘虚而入而发病。

(4) 忌烟酒。过敏性鼻炎对外界气体的敏感度明显增高,尤其是寒冷时具有刺激性的气体,如直接或间接吸烟、酒精的气味等,吸入后会使打喷嚏、鼻塞、流涕等症状明显加重,故宜忌烟。另外饮酒会加重湿热,对于本身湿热较重的过敏性鼻炎患者会加重鼻塞、鼻涕等症状。

（5）在秋冬季或感冒流行期间，减少外出，如必须外出建议戴口罩，避免公众集会，尽量少去公共场所，对污染的室内可用白醋熏蒸进行空气消毒。

（6）保持室内空气的湿度，或使用空气过滤器，避免让鼻子太干燥。

（7）香水、化妆品等会刺激鼻腔黏膜而导致发病，也应尽量避免接触。

第三章
不同体质过敏性鼻炎患者的中医养生指导

过敏性鼻炎患者常见的中医体质类型特点

体质，是由先天遗传和后天获得所形成的，人类个体在形态结构和功能活动方面所固有的、相对稳定的特性，与心理性格具有相关性。“体”，指身体，“质”为性质、本质。所谓体质，就是机体因为脏腑、经络、气血、阴阳等的盛衰偏颇而形成的素质特征。人的体质往往决定着机体的自我调节控制能力和对外界环境的适应能力，决定着机体对某些致病因素的易感性及其所产生病变类型的倾向性。过敏性鼻炎的发生和人的体质也有很大关系，在九种体质中，特禀质、气虚质和阳虚质最易发生过敏性鼻炎。

特禀质

特禀质是由于先天禀赋不足和禀赋遗传等因素造成的一种特殊体质。包括先天性、遗传性的生理缺陷，先天性、遗传性疾病，过敏反应，原发性免疫缺陷等。特禀质人群主要有以下几个方面的特征：

［**总体特征**］先天失常，以生理缺陷、过敏反应等为主要特征。

［**形体特征**］无特殊，或有畸形，或有先天生理缺陷。

［**心理特征**］因禀质特异情况而不同。

［**常见表现**］过敏体质者常见哮喘、风团、咽痒、鼻塞、喷嚏等；遗传性疾病有垂直遗传，先天性、家族性特征；胎传性疾病为母体影响胎儿个体生长发育及相关疾病特征。

［**发病倾向**］过敏体质者易药物过敏，或易患如过敏性鼻炎、花粉症、异位性皮肤炎等过敏性疾病；遗传性疾病如血友病、先天愚型及中医所称的五迟（立迟、行迟、发迟、齿迟和语迟）、五软（头软、项软、手足软、肌肉软、口软）、解颅等；胎传性疾病如胎寒、胎热、胎惊、胎肥、胎弱以及自身免疫性疾病等。

［**对外界环境适应能力**］适应力差。如过敏体质者对过敏季节适应能力差，易引发宿疾。

气虚质

气虚质是由于元气不足，以气息低弱、机体、脏腑功能状态低下为主要特征的一种体质状态。气虚质以肺脾两脏为主，肺与大肠相表里，肺气虚则大肠传导无力，脾气虚则传导失职，故虽有便意，然临厕努挣乏力，便后乏力，大便并不干结。气虚质人群主要有以下几个方面的特征：

[**总体特征**] 元气不足，以疲乏、气短、自汗等气虚表现为主要特征。

[**形体特征**] 肌肉松软不实。

[**心理特征**] 性格内向，不喜冒险。

[**常见表现**] 平素语音低弱，气短懒言，容易疲乏，精神不振，易出汗，舌淡红，舌边有齿痕，脉弱。

[**发病倾向**] 易患感冒、内脏下垂等病；病后康复缓慢。

[**对外界环境适应能力**] 不耐受风、寒、暑、湿邪。

气虚主要是元气虚弱，由于元气功能低下，五脏六腑以及各个脏腑之气功能也会随之低下，总体功能就不能够正常发挥，因为人是一个整体，平衡最为关键。气虚体质是一个人长期“气”不足的状态。反映在脏腑功能的方面，主要是肺脏和脾脏功能较弱。

肺气虚的表现：肺主皮毛，所以肺气虚的人对内外环境的适应能力差。冬天特别怕冷，夏天特别怕热；冬天容易生冻疮，夏天容易中暑。肺气虚寒，卫表不固，如风寒乘虚而入，则易发鼻鼽，见喷嚏频频；肺失清肃，气不摄津，津液外溢，则见清涕不止。

脾气虚的表现：吃东西很少，胃口不是很好，吃完以后肚子胀，大便困难不成形。因为脾胃功能弱，所以气血化元不足，从而呈现面色发黄，口唇色淡症状。脾主肌肉，主四肢，脾虚的人肌肉松软无力，四肢无力，乳房下垂，臀部下沉。会经常头晕，基础血压偏低。脾气虚弱，化生不足，鼻窍失养，风寒、异气乘虚而袭，发为鼻鼽，见鼻痒、喷嚏频频；脾气虚弱，水湿不运，停聚鼻窍，故鼻塞、清涕连连。

阳虚质

阳虚质是由于体内阳气不足，不能充分发挥其温煦、激发、推动作用，从而使身体出现虚寒现象，是脏腑功能低下的一种体质状态。形成此类体质的主要机理是元阳不足。阳虚质人群主要有以下几个方面的特征：

［**形体特征**］白胖，肌肉松软而不壮实。

［**心理特征**］性格多沉静，内向，喜静不喜动。

［**常见表现**］平素畏寒怕冷，手足不温，腰脊酸痛，喜温热饮食，精神不振，懒言少语，嗜睡乏力，口唇色淡，齿摇发秃，耳鸣耳聋，小便清长，夜尿频，易汗出，性欲减退甚或阳痿，男性可见遗精，女性可见月经量少、痛经等症，舌淡胖边有齿痕，苔薄白，脉沉细无力，时或大便溏薄，或气喘乏力，或胃纳不佳，或心动过缓，或行动迟呆。

［**发病倾向**］耐夏不耐冬，易感风、寒、湿邪；易患寒证、痹症，易得痰饮、肿胀、泄泻、关节炎、腰腿痛等病。

阳虚质人群同时可并见各脏的相应病变而见不同症状，以心、脾、肾阳虚为常见。治疗大法当益气温阳散寒。因肾为一身阳气之根，脾为阳气化生之源，尤应益脾肾之气、温脾肾之阳。

心阳虚的表现：心悸或怔忡，动则尤甚，伴见心胸憋闷，疼痛，气短，自汗，形寒肢冷，面色㿠白或面唇青紫，舌质淡胖，苔白滑，脉弱或结代。

脾阳虚的表现：腹胀纳少，腹痛绵绵，喜温喜按，形寒肢冷，大便溏薄清稀。或肢体困重，或肢体浮肿，小便不利，或见白带多质稀。舌质淡胖，苔白滑，脉沉迟无力。

胃阳虚的表现：胃脘冷痛，绵绵不已，时发时止，喜温喜按，食后缓解，泛吐清水或夹有不消化食物，食少脘痞，口淡不渴，倦怠乏力，畏寒肢冷，舌淡胖嫩，脉沉迟无力。

肾阳虚的表现：以腰膝酸软、畏寒怕冷、精神不振、舌淡胖苔白、脉沉弱无力为主。可兼见男子阳痿早泄，妇女宫寒不孕；面色白或黧黑无泽，头目眩晕；小便频数、清长，夜尿多；或大便久泻不止，完谷不化，五更泄泻；或浮肿，腰以下为甚，下肢为甚；或心悸，咳喘等症。肾阳不足，温煦失职，外邪及异气易从鼻窍、皮肤肌表入侵，正邪相争，发为鼻鼽，见鼻痒、喷嚏频频；肾阳虚弱，气化失职，寒水上泛鼻窍，故清涕长流不止。

湿热质

湿热质是指由于湿热内蕴而致的以面垢油光、口苦、苔黄腻等表现为主要特征的体质状态。形成湿热体质的主要原因除了先天禀赋遗传因素之外，很大一部分是因为脏腑功能失调，尤其是肺、脾、肾三脏功能失调，使体内水液代谢发生障碍，形成的湿热滞留在体内导致的。湿热质人群主要有以下几个方面的特征：

［**总体特征**］湿热内蕴，以面垢油光、口苦、苔黄腻等表现为主要特征。

［**形体特征**］形体中等或偏瘦。

［**心理特征**］性格多变，易烦恼。

［**常见表现**］面垢油光，口苦口中异味，身重困倦，大便黏滞不畅，小便短黄，男性易阴囊潮湿，女性易带下发黄，舌质偏红，苔黄腻，脉滑数。

［**发病倾向**］易患皮肤湿疹、疮疖、口疮、黄疸等病。

［**对外界环境适应能力**］对夏末秋初湿热气候，湿重或气温偏高环境较难适应。如肺经郁热，肃降失职，邪热上犯鼻窍，可发为鼻鼽，见鼻痒、喷嚏频作、流清涕、鼻塞等症。

特禀质过敏性鼻炎患者的中医养生指导

中药调养

防风

［**来源**］伞形科多年生草本防风的干燥根。

［**性味归经**］味辛、甘，性微温。归膀胱经、肝经、脾经。

[功效] 祛风解表,胜湿止痛。

[用法用量] 煎服,3～10克。

[使用注意] 凡燥热、阴虚血亏、热病动风者慎用或忌用。

[性能特点] 其性升散,善行全身,以祛风为主,为治风通用之品。本品有解热、抗炎、抗过敏、镇痛、抗病毒、抗惊厥及提高机体免疫功能作用。

蝉蜕

[来源] 为蝉科昆虫黑蚱的若虫羽化时脱落的皮壳。

[性味归经] 味甘,性寒。归肺经、肝经。

[功效] 发散风热,透疹止痒,祛风止痉。

[用法用量] 煎服,3～10克;或单味研末冲服。

[使用注意] 孕妇慎用。

[性能特点] 本品善开宣肺气而疏散风热、利咽开音、透疹止痒。本品提取物有抗惊厥、镇静、解热、抗过敏、免疫抑制及镇痛作用。

甘草

[来源] 为豆科多年生草本甘、胀果甘草或光果甘草的干燥根及根茎。

[性味归经] 味甘,性平。归心经、肺经、脾经、胃经。

[功效] 益气补中,清热解毒,祛痰止咳,缓解止痛,调和药性。

［用法用量］ 煎服，3～10 克。清热解毒宜生用；补中缓急宜炙用。

［使用注意］ 湿盛胀满、浮肿者忌用。

［性能特点］ 本品具有补脾、润肺、解毒、缓急、和药等作用，故应用广泛。本品浸膏、甘草甜素及甘草次酸均有盐皮质激素和糖皮质激素样作用，能镇静、保肝、解毒、解热、抗炎、抗心律失常、降脂及抗动脉粥样硬化。甘草提取物LX 有抗过敏作用。甘草酸有免疫调节及减轻大脑再灌注损伤、促进脑功能恢复作用。

黄芩

［来源］ 为唇形科多年生草本黄芩的干燥根。

［性味归经］ 味苦，性寒。归肺经、胃经、胆经、大肠经。

［功效］ 清热燥湿，泻火解毒，凉血止血。

［用法用量］ 煎服，3～10 克。清热生用，清上焦热酒炒。

［使用注意］ 脾胃虚弱、食少便溏者慎用。

［性能特点］ 清热燥湿，尤善清泄中上焦湿热及肺火。黄芩水和醇提取物对Ⅰ型变态反应抑制作用明显；甲醇提取物、黄芩素、黄芩苷、汉黄芩素等均能抑制小鼠血管通透性的增加；黄芩苷对急慢性炎症均有抑制作用。此外，还有镇静、降压、降血脂、保肝、利胆、抗凝血和抗血栓形成、抗肿瘤作用。

蒺藜

［来源］ 为蒺藜科一至多年生草本蒺藜的干燥成熟果实。

［性味归经］ 味苦、辛，性平。归肝经。

［功效］ 平肝疏肝，祛风明目。

［用法用量］ 煎服，6～15 克；或入丸、散剂。外用适量。

［性能特点］ 本品苦泄辛散性平，作用和缓，既能平抑肝阳，还能疏散肝经之风热，此外尚可祛风止痒。本品水浸液及乙醇浸出液对麻醉动物有降压作用；其水溶性部分有利尿作用；蒺藜总皂苷有显著的强心作用、有提高机体免疫功能、强壮、抗衰老等作用；水煎液有降低血糖作用；水提取物有抗过敏作用。

膳食调养

择食原则及食材宜忌

特禀质人群的择食原则为饮食易清淡、均衡，粗细搭配适当，荤素配伍合理，尽量避开过敏源。

特禀质的膳食调养要注意以下几个方面的原则：

（1）宜食性质平和、清淡而偏温的食物，如谷类、绿色及深色蔬菜等。

（2）多吃补养肺气的食品，可降低过敏的发生，如马铃薯、红薯、山药、栗子、大枣、兔肉、桂鱼、泥鳅、雪梨等。

（3）多食益气固表的食物及药物，如鹌鹑、黄鳝、燕窝、木耳、银耳、花生、核桃、百合、松子等；药物如黄芪、当归、乌梅、灵芝、黄精、太子参、百合、杜仲等。

(4) 避免吃容易诱发过敏的食物,如海鲜、蛋、奶制品、香菇、竹笋、含酒精或咖啡因的饮料等。

(5) 不宜多食生冷苦寒、辛辣燥热等寒热偏性明显的食物。如果偏好高油脂、高热量的饮食,体内的发炎物质会比较高,较容易诱发自身免疫性疾病。

(6) 不宜食用光敏性食物,如香菜、芹菜、油菜、芥菜、无花果、柠檬等,以免使本已非常敏感的皮肤再加强对日光刺激的敏感,而加重病情。

药膳调养

百合大枣粥

[材料] 粳米100克,百合30克,大枣8枚,冰糖适量。

[做法] 百合、大枣、粳米淘洗净,同放入砂锅中,加适量水,共煮成粥,调入冰糖,稍煮即可。每日1剂,顿服。

[功效] 养阴润肺,益气健脾,气血双补。适用于素有过敏性疾患者,入秋前后服食。

抗敏粥

[材料] 粳米100克,乌梅、五味子、白芍、银柴胡、防风、苍耳子各9克,大枣8枚。

[做法] 先将乌梅、五味子、白芍、银柴胡、防风、苍耳子洗净并浸泡半小时,大火煮沸后改小火煮15分钟,去渣取汁。将粳米、大枣洗净,加入药汁中,再酌加清水共煮至米烂即成。每日1剂,分早晚2次服食。

［功效］ 益气祛风固表。适用于过敏性鼻炎发作期。

灵芝茯苓紫苏粥

［材料］ 厚朴 3 克，半夏 3 克，紫苏叶 6 克，茯苓 9 克，灵芝 20 克，粳米 100 克，冰糖适量。

［做法］ 将厚朴、半夏、紫苏叶和灵芝放入砂锅中，加适量清水，武火煮沸后改文火熬煮成汁，倒出药汁备用；粳米洗净，和煎好的药汁一起倒入锅中，武火煮沸后改文火熬煮成粥，加适量冰糖调味即可。

［功效］ 补益脏腑，提高肌体免疫力，可有效预防和治疗过敏。

泥鳅粥

［材料］ 泥鳅 150 克，粳米 100 克，火腿 15 克，葱 3 克，姜 3 克，料酒、胡椒粉、味精和盐适量。

［做法］ 粳米洗净，倒入清水中浸泡 30 分钟备用；葱、姜、火腿均洗净切末备用；泥鳅洗净，去内脏，放入火腿末、葱末和姜末，加适量料酒和盐调味，放入蒸锅中蒸熟，拣出鱼头和鱼刺备用；锅中加适量清水，倒入泡好的粳米，武火煮沸后改文火熬煮成粥；将蒸好的泥鳅倒入锅中，加入适量胡椒粉和味精调味，继续煮沸即可。

［功效］ 利水解毒，补益脾肾，改善体质。

药茶调养

过敏康茶

［组成］ 黄芪、百合各 15 克，丹皮 10 克，辛夷、生姜各 9

克，乌梅、黄芩、生甘草各 6 克，大枣 4 枚。

[**用法**] 将以上各味洗净(辛夷以纱布包)，一同放入砂锅内，加适量水浸泡半小时，大火煮沸后改小火煮 20 分钟，连煎两遍，将两次的药汁混匀即成。每日 1 剂，以药汁代茶饮。

[**功效**] 祛风清热，益气固表。适用于过敏性鼻炎属卫表不固、肺经蕴热者。

风梅茶

[**组成**] 防风 5 克，乌梅 2 枚，甘草 3 克，绿茶 3 克，白糖 10 克。

[**用法**] 将以上各味用 250 毫升开水冲泡后饮用，冲饮至味淡。

[**功效**] 祛风，抗敏。

风欢茶

[**组成**] 防风 5 克、合欢 3 克、老鹳草 3 克、绿茶 3 克。

[**用法**] 将以上各味用 200 毫升开水冲泡 10 分钟后饮用，冲饮至味淡。

[**功效**] 疏风解毒，安神，抗过敏。

洋甘菊茶

[**组成**] 洋甘菊 3 克，绿茶 3 克。

[**用法**] 将以上各味用开水冲泡后饮用。

[**功效**] 消炎去火，舒缓止痛。可改善鼻腔充血和过敏症状。

迷迭香茶

［组成］ 迷迭香 3 克，薄荷 3 克，绿茶 3 克。

［用法］ 将以上各味用开水冲泡后饮用。

［功效］ 抗炎，提神醒脑，减轻头痛。促进血液循环，对呼吸系统很有益处，可改善鼻腔充血和过敏症状。

［注意］ 怀孕妇女不宜饮用。

穴位按摩

风池

［定位］ 颈部枕骨下，斜方肌上部外缘与胸锁乳突肌上端后缘之间凹陷处。

［取穴要点］ 当风府与翳风之间，或颞骨乳突尖（下端）与第 2 颈椎棘突之间连线的中点。

［功能作用］ 平肝熄风，祛风解毒，通利官窍。主治头痛、眩晕、目赤肿痛、鼻渊、耳鸣等头面五官病证。

［穴位释义］ 风，指穴内物质为天部的风气。池，屯居水液之器也，指穴内物质富含水湿。风池名意指有经气血在此化为阳热风气。本穴物质为脑空穴传来的水湿之气，至本穴后，因受外部之热，水湿之气胀散并化为阳热风气输散于头颈各部，故名风池。

曲池

［定位］ 肘横纹外侧端，屈肘，当尺泽穴与肱骨外上髁连线中点。

[取穴要点] 屈肘成直角，当肘弯横纹尽头处，即肱骨外上髁内缘凹陷处。

[功能作用] 清邪热，调气血，祛风湿，利关节。主要用于外感、头面五官、胸腹及运动系疾患，以及中暑，荨麻疹，高血压，神经衰弱等。

[穴位释义] 曲，隐秘也，不太察觉之意。池，水的围合之处、汇合之所。曲池名意指本穴的气血物质为地部之上的湿浊之气。本穴物质为手三里穴降地之雨气化而来，位处地之上部，性湿浊滞重，有如雾露，为隐秘之水，故名曲池。

尺泽

[定位] 在肘横纹中，肱二头肌腱桡侧凹陷处，微屈肘取穴。

[功能作用] 清宣肺气，泻火降逆。主要用于胸肺、胃肠及局部疾患。经常刺激尺泽穴，可以为肺脏提供大量的气血滋养，加强卫气的宣发，增强体质，提高肺脏的生理功能。

[穴位释义] 尺泽穴是手太阴肺经的合穴。尺，小也。泽，池也。肘关节附近称“尺”，水之所聚为“泽”，而地势低洼处才能聚水。以尺泽为名，意指此穴在肘部最凹陷处，是该经气血最旺盛的地方。

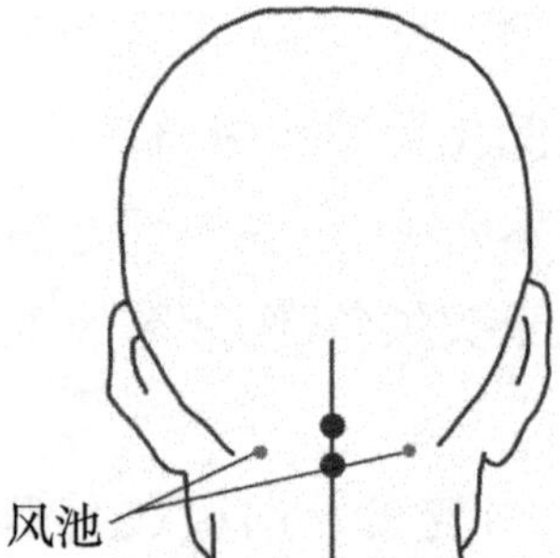

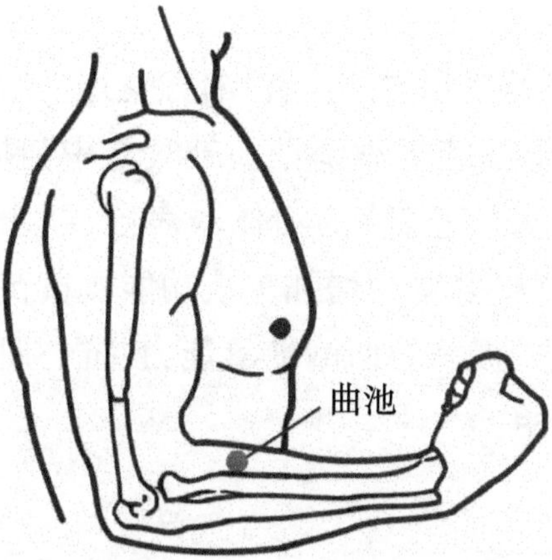

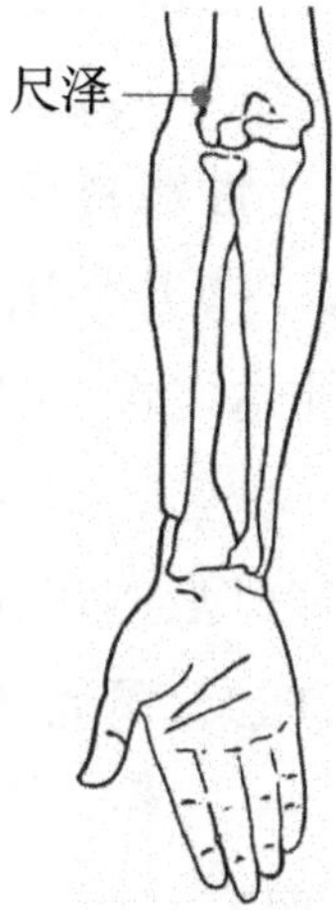

气虚质过敏性鼻炎患者的中医养生指导

中药调养

黄芪

[来源] 为豆科多年生草本蒙古黄芪或膜荚黄芪的干燥根。

[性味归经] 味甘，性微温。归脾经、肺经。

[功效] 补气升阳，益卫固表，利水消肿。

[用法用量] 煎服，10～15 克；大剂量可用至 30～60 克。益气补中宜蜜炙用；其他方面多生用。

[使用注意] 凡表实邪盛，内有积滞，阴虚阳亢，疮疡阳证实证等均忌用。

[性能特点] 既善补益脾肺之气，有“补气之长”的美称，又擅升举阳气，常用于脾肺气虚诸证。补气之中，具升发外达之性，又能实卫固表以止汗，为治体弱表虚、肌表不固之良药。本品煎剂和黄芪多糖能增强免疫功能。黄芪皂苷有扩张血管、降压、强心、提高心肌耐缺氧能力、抗心肌缺血、抗炎、镇痛、镇静等作用。

白术

[来源] 为菊科多年生草本白术的干燥根茎。

[性味归经] 味苦、甘，性温。归脾经、胃经。

[功效] 补气健脾，燥湿利水，固表止汗。

[用法用量] 煎服，10～15 克。燥湿利水宜生用；补气健脾宜炒用；健脾止泻宜炒焦用。

[使用注意] 阴虚内热或津液亏耗燥渴者慎用。气滞胀闷者忌用。

[性能特点] 功善补脾益气而燥湿，为健脾要药，适用于脾胃虚弱诸证；又善补气健脾而燥湿利水，可消痰饮、退水肿，又为治痰饮、水肿之良药；且善补气健脾而奏固表止汗之效，亦为治表虚自汗之常品。本品煎剂有强壮、调节胃肠运动、利尿、降血糖、保肝、抗凝、扩张血管、降压、抑制细菌和真菌等作用。白术多糖能增强免疫功能。

党参

[来源] 为桔梗科多年生草本党参、素花党参或川党参的干燥根。

[性味归经] 味甘，性平。归脾经、肺经。

[功效] 补中益气，生津，养血。

[用法用量] 煎服，10～30 克。

[使用注意] 气滞、肝火盛者忌用；邪盛而正不虚者不宜。

[性能特点] 既擅补中气，又善益肺气，为治脾肺气虚证最常用之品。本品煎剂及正丁醇提取部分能改善学习记忆过程，醇提物及党参多糖能增强免疫，还有提高机体适应性、调节胃肠运动、抗溃疡、抑菌、抗癌、抗炎、抗氧化、抗衰老、抗辐射、镇痛等作用。

山药

[来源] 为薯蓣科多年生缠绕性藤本薯蓣的干燥根茎。

[性味归经] 味甘，性平。归脾经、肺经、肾经。

[功效] 益气养阴，补脾肺肾。

[用法用量] 煎服，10～30 克。大剂量可用至 60～250 克。研末吞服，每次 6～10 克。补阴生津宜生用；健脾止泻宜炒用。

[使用注意] 湿盛中满而有积滞者忌服。

[性能特点] 既能补气，又可养阴，为平补气阴之良药，

适用于气阴不足之证。本品煎剂有降血糖、缓解肠管平滑肌痉挛、增强雄性激素样作用。山药多糖能增强免疫功能，有抗衰老作用。

甘草

[来源] 为豆科多年生草本甘、胀果甘草或光果甘草的干燥根及根茎。

[性味归经] 味甘，性平。归心经、肺经、脾经、胃经。

[功效] 益气补中，清热解毒，祛痰止咳，缓解止痛，调和药性。

[用法用量] 煎服，3～10克。清热解毒宜生用；补中缓急宜炙用。

[使用注意] 湿盛胀满、浮肿者忌用。

[性能特点] 具有补脾、润肺、解毒、缓急、和药等作用，故应用广泛。本品浸膏、甘草甜素及甘草次酸均有盐皮质激素和糖皮质激素样作用，能镇静、保肝、解毒、解热、抗炎、抗心律失常、降脂及抗动脉粥样硬化。甘草提取物LX有抗过敏作用。甘草酸有免疫调节及减轻大脑再灌注损伤、促进脑功能恢复作用。

大枣

[来源] 为鼠李科落叶乔木枣的干燥成熟果实。

[性味归经] 味甘，性温。归脾经、胃经。

[功效] 补中益气，养血安神，缓和药性。

［用法用量］ 煎服，10～30克。亦可去皮核捣烂为丸服。

［使用注意］ 湿盛脘腹胀满、食积、虫积、龋齿作痛，以及痰热咳嗽均忌服。

［性能特点］ 为补中益气、养血安神之药，还可以缓和药性和矫味。大枣还常与生姜配伍，用于解表或补益剂中，相互协同，增进疗效。在解表药中，生姜可以助卫气发汗，大枣则可补益气血，防止汗多伤营，共奏调和营卫之功效。在补益药中，生姜可以健胃和中，使大枣之甘不致壅滞胃气，大枣则可补益脾气，并使生姜之刺激性趋于缓和，两相协调，能进一步增进食欲，帮助消化，有利于发挥其他补虚药的作用，提高补益效能。本品煎剂有增强免疫、增加肌力、降低胆固醇、护肝、抗氧化、抑制癌细胞增殖及抗突变等作用。大枣乙醇提取物具有抗变态反应等作用。

膳食调养

择食原则及食材宜忌

补气养气：气虚质过敏性鼻炎患者的养生关键在于补气。凡气虚之人吃具有补气作用的食物，要选性平味甘或甘温之物，忌吃破气耗气之物。

兼顾五脏之虚：因肺主一身之气，肾藏元气，脾胃为“气生化之源”。故脾、胃、肺、肾与气虚质关系最为密切。所以，饮食调养应当重点兼顾到这几个脏腑。比如，常用补脾胃虚证的有糯米、粳米、荞麦、栗子、白扁豆、山药、南瓜、猴头菇、大枣、野猪肉、乳鸽、鹌鹑、饴糖等。其中野猪肉、鹌鹑(有动物黄芪之称)可补五脏之虚。

注重气血双补：中医认为："气为血之帅，血为气之母。"所以在补气的同时加入补血的食材，往往会收到更好的效果。常见气血双补的食物有榛子仁、牛肉、驴肉、黄鳝、章鱼、黄豆、花生、鲇鱼、鳜鱼等。

适当加入补气中药材：常与补气类药物配成药膳以增强膳食的补气功能。这部分中药常用的有人参、太子参、西洋参、党参、黄芪、白术、黄精、紫河车等。

少食破气耗气之品：凡气虚之人，忌吃破气耗气、生冷寒凉的食物，以及油腻厚味、辛辣刺激之品。

药膳调养

葱白红枣鸡肉粥

[材料] 鸡肉连骨100克，红枣10枚(去核)，葱白(连须)5根，香菜10克，生姜10克，粳米100克。

[做法] 将大枣放入温水中泡软，洗净，将连骨鸡肉洗净、切块，将葱白切末，香菜洗净切末，姜洗净切片。在锅中加适量清水，放入鸡肉块和姜片，大火煮沸之后倒入粳米、大枣，煮沸后改小火熬煮成粥。最后，放入葱末、香菜末、食盐调味即可。

[功效] 疏风解表，补中益气。主治过敏性鼻炎风寒型。

屏风粥

[材料] 黄芪 30 克，防风 9 克，大枣 8 枚，粳米 100 克。

[做法] 将黄芪、防风洗净，水煎去渣取汁备用；将大枣、粳米洗净，同置锅中，加入药汁及适量水，共煮至米烂粥成。每日 1 剂，分两次服食。

[功效] 益气固表。适用于素有过敏性鼻炎病史，体质为肺气不足型者，缓解期服用。

山药苡仁柿饼粥

[材料] 山药 60 克，薏苡仁 60 克，柿饼 30 克。

[做法] 山药、柿饼切碎，与薏苡仁同煮烂为糊粥。每日服 1～2 次。

[功效] 补脾益肺。适用于脾肺气虚型过敏性鼻炎。

山药枣泥糕

[材料] 山药 100 克，大枣 10 克，糯米粉 250 克。

[做法] 将山药切块，大枣去核，放入锅内蒸软。大枣去皮，将山药、枣泥捣成泥状待用。再将糯米粉加水和软面，放入蒸糕模型中，在中间加一层山药枣泥，共同蒸制成糕。

[功效] 补肺健脾。适用于脾肺气虚型过敏性鼻炎。

玉屏童子鸡

[材料] 童子鸡 1 只，黄芪 60 克，白术 20 克，防风 20 克，葱、姜、盐、黄酒少许。

[做法] 童子鸡洗净，去毛及内脏后，将以上三味药纳入鸡腹中，如常法炖至熟，加入盐、黄酒等调味，即可

食用。

[**功效**] 益气补虚固本。

灵芝红枣鹌鹑蛋汤

[**材料**] 灵芝 15 克,红枣 10 枚,鹌鹑蛋 5 个,冰糖适量。

[**做法**] 将鹌鹑蛋煮熟去皮,灵芝洗净切碎,红枣去核,同放入锅中加水,烧开后加入冰糖,小火炖 30 分钟即成。每日 1 剂,晨起或睡前服。

[**功效**] 补气养血。适用于素有过敏性鼻炎病史,体质为气血两虚型者,缓解期服用。

药茶调养

玉屏风茶

[**组成**] 党参 6 克,黄芪 15 克,白术 8 克,防风 6 克。

[**用法**] 将以上各味放入锅中,加 1 000 毫升水以大火加热滚沸后,续煮 10 分钟即可关火趁热饮用。

[**功效**] 疏风固表。黄芪能强心护肝,改善体虚症状、提升免疫力。白术有强健脾胃功用,能提振食欲、增强体力。

薄荷灵芝茶

[**组成**] 薄荷 5 克,灵芝 3 克,炒麦芽 5 克。

[**用法**] 先将灵芝、炒麦芽放入锅中,加 600 毫升水以大火加热滚沸后,再放入薄荷续煮 5 分钟即可关火,趁热饮用。

［功效］解表益气。

党参红枣茶

［组成］党参 20 克，红枣 8 枚，绿茶 3 克。

［用法］红枣洗净，去核后切片备用；党参和绿茶用温水过滤一下；将党参、绿茶和红枣一起放入煲中慢煮，煮开后小火 3 分钟即可饮用。

［功效］补脾益气，生津和胃。红枣补虚益气，富含维生素 C，有抗过敏作用。党参对神经系统有兴奋作用，能增强机体抵抗力。

红景天茶

［组成］红景天 6 克，研粗末。

［用法］将红景天分两次放入茶杯，冲入沸水，加盖 5～10 分钟即可饮用。

［作用］补气清肺。

甘草茶

［组成］甘草 5 克，绿茶 3 克。

［用法］将甘草、绿茶用 200 毫升开水冲泡后饮用，冲饮至味淡。

［功效］益气补中，润肺解毒，抗炎。

穴位按摩

肺俞

［定位］位于背部，当第 3 胸椎棘突下，旁开 1.5 寸。

[取穴要点] 当第3胸椎棘突下,左右旁开二指宽处。

[功能作用] 调补肺气,补虚清热。

[穴位释义] 肺,指肺脏。俞,输也。肺俞名意指肺脏的湿热水气由此外输膀胱经,是治疗肺部疾病的重要穴位。

脾俞

[定位] 位于背部,当第11胸椎棘突下,旁开1.5寸。

[取穴要点] 当第11胸椎棘突下,左右旁开二指宽处。

[功能作用] 健脾和胃,利湿升清。常按有健脾益气,增强体质的作用,能恢复脾胃功能,减轻患者过敏性鼻炎引起的症状。

[穴位释义] 即脾脏,俞即输注,本穴是脾气转输于后背的部位,故名脾俞。

足三里

[定位] 在小腿前外侧,当外膝眼下3寸,距胫骨前缘一横指(中指)。

[取穴要点] 腘横纹至外踝尖为16寸。

[功能作用] 理气活血、扶正培元、通经活络。本穴有强壮作用,被称为养生保健的第一要穴,又被称为“长寿穴”。按揉足三里可以补益胃气,使得胃气向上升发到达头面部,从而营养头面部的经络,开通鼻窍,从而缓解过敏性鼻炎的症状。

［**穴位释义**］足，指下肢，相对于手而言。三里，指长度及人身上中下三部之里。以其与外膝眼的距离长度及通乎三焦之里而言。三里，主要指三寸。《素问·针解篇》："所谓三里者，下膝三寸也。"

气海

［**定位**］下腹部，前正中线上，当脐中下2横指（食指、中指两指，约1.5寸）。

［**取穴要点**］直线连结肚脐与耻骨上方，将其分为十等分，从肚脐3/10的位置，即为此穴。

［**功能作用**］培补元气，益肾固精，补益回阳。

［**穴位释义**］气，气态物也。海，大也。气海名意指任脉水气在此吸热后气化胀散。本穴物质为石门穴传来的弱小水气，至本穴后，水气吸热胀散而化为充盛的天部之气，本穴如同气之海洋，故名气海。

大椎（又名百劳穴）

［**定位**］取穴时正坐低头，该穴位于人体的颈部下端，第7颈椎棘突下凹陷处。

［**功能作用**］益气壮阳。

［**穴位释义**］①大椎：大有高起、开始之意。穴在第1椎凹陷处，此处脊椎较其他脊骨稍大高起，因名大椎。②百劳：百，数量词，多之意。劳，劳作也。百劳名意指穴内气血为人体的各条阳经上行气血汇聚而成。

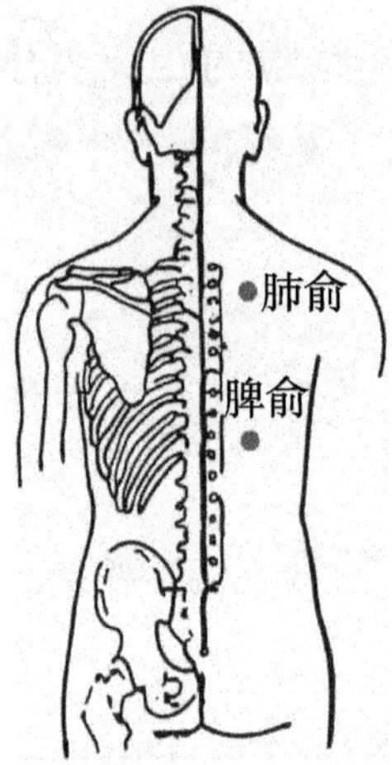
肺俞
脾俞

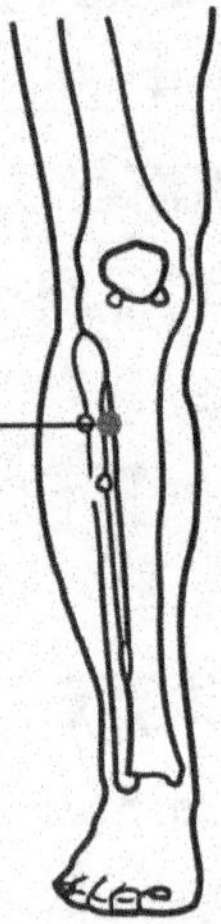
足三里

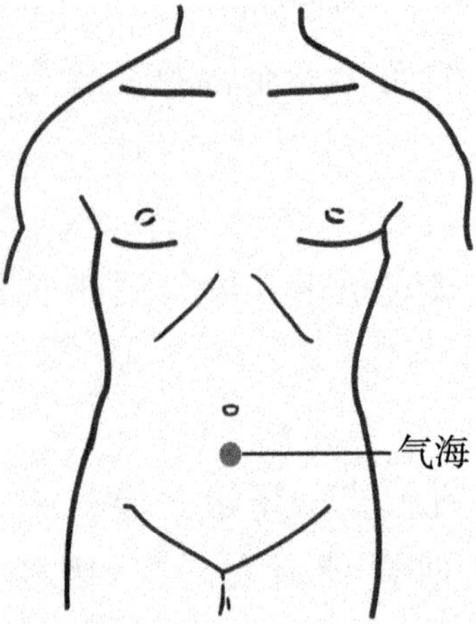
气海

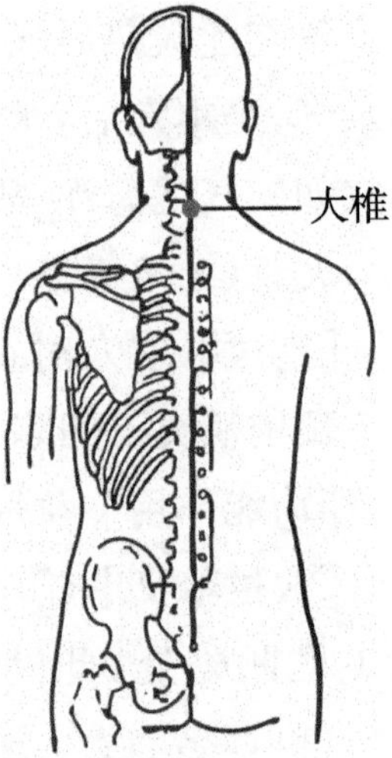
大椎

阳虚质过敏性鼻炎患者的中医养生指导

中药调养

冬虫夏草

[来源] 为麦角菌科植物冬虫夏草菌的子座及其寄主蝙蝠蛾科昆虫虫草蝙蝠蛾等的幼虫尸体的干燥复合体。

[性味归经] 味甘，性平。归肺经、肾经。

[功效] 益肾壮阳，补肺平喘，止血化痰。

[用法用量] 煎汤或炖服，5～10 克。

[使用注意] 阴虚火旺者，不宜单独应用。本品为平补之药，久服方效。

[性能特点] 功善补肾阳，益精血，补肺气，益肺阴，兼能止血化痰，为平补肺肾之品。本品具有祛痰、平喘、镇静、抗惊厥、抗炎、抗菌、抗病毒、减慢心率、降血压、抗实验性心律失常、抗心肌缺血、抑制血栓形成、抗衰老、抗癌、降低胆固醇及甘油三酯等作用；还可增强单核-巨噬细胞吞噬功能和体液免疫功能，对免疫功能有调节作用。

淫羊藿

[来源] 为小蘖科多年生草本淫羊藿、箭叶淫羊藿、柔

毛淫羊藿、巫山淫羊藿或朝鲜淫羊藿的干燥地上部分。

[性味归经] 味辛、甘,性温。归肝经、肾经。

[功效] 温肾壮阳,强筋骨,祛风湿。

[用法用量] 煎服,5～10 克。亦可浸酒、熬膏或入丸散。

[使用注意] 阴虚火旺者忌服。

[性能特点] 既善补肾阳,益精起痿,强筋健骨;又能祛风除湿,散寒通痹。本品煎剂及醇浸出液有降压、强心、抗心律失常、镇咳、祛痰、平喘、抗炎、抗衰老等作用。淫羊藿多糖、淫羊藿总黄酮有增强免疫作用。

仙茅

[来源] 为石蒜科多年生草本仙茅的干燥根茎。

[性味归经] 味辛,性热,有毒。归肾经、肝经、脾经。

[功效] 温肾壮阳,强筋骨,祛寒湿,温脾止泻。

[用法用量] 煎服,3～10 克;或浸酒服。

[使用注意] 阴虚火旺者忌服。煎剂每日用量不宜超过 12 克。服用过量,可引起全身出冷汗、四肢厥逆、麻木、烦躁,继而昏迷等中毒反应。

[性能特点] 既善温肾壮阳、补命门火而兴阳道、强筋骨,又善祛寒湿、温脾阳而止冷泻。但药性燥烈有毒,久服易致唇焦口燥,有伤阴之弊,用当宜慎。本品能增强免疫功能、抗缺氧、抗高温、镇静、抗惊厥、抗炎和雄性激素样作用。亦有显著的镇痛、解热作用。

补骨脂

[来源] 为豆科一年生草本补骨脂的干燥成熟果实。

[性味归经] 味辛、苦，性温。归肾经、脾经。

[功效] 补肾助阳，温脾止泻，纳气平喘。

[用法用量] 煎服，6～15 克；丸散，每次 1.5～3 克；外用适量。内服宜炒用；外治多生用。

[使用注意] 阴虚火旺及大便秘结者忌服。

[性能特点] 功擅补火壮阳，兼具收涩之性，为治脾肾阳虚、下元不固之要药。治虚寒咳喘，用之能温肾纳气而平咳喘。补骨脂素能舒张支气管平滑肌。此外，本品还具有增强免疫、促进骨髓造血、升白细胞、抗衰老、抗肿瘤、抑菌、杀虫等作用。

锁阳

[来源] 为锁阳科多年生肉质寄生草本锁阳的干燥肉质茎。

[性味归经] 味甘，性温。归肝经、肾经、大肠经。

[功效] 补肾阳，益精血，润肠通便。

[用法用量] 煎服，10～15 克。

[使用注意] 阴虚火旺，脾虚泄泻及实热便秘者忌服。

[性能特点] 既能补肾阳、益精血、强筋骨，又能润肠通便。本品能兴奋造血功能；还能促进免疫球蛋白的形成，增强免疫功能。

蛤蚧

[**来源**] 为壁虎科动物蛤蚧除去内脏的干燥体。

[**性味归经**] 味咸,性平。归肺经、肾经。

[**功效**] 助肾阳,益精血,补肺气,定喘嗽。

[**用法用量**] 煎服,3～10 克。研末服,每次 1～2 克,日服 3 次。亦可浸酒服,或入丸散。

[**性能特点**] 功能助肾阳,益精血,补肺气,定喘嗽。本品提取液能增强机体的免疫功能,还具有解痉平喘、抗炎、降血糖等药理作用。

膳食调养

择食原则及食材宜忌

阳虚体质的食养原则宜温阳补气,补阳抑阴,宜多食用些温热性食物,可食用平性食物,少吃寒凉性食物。具体要注意以下几个方面:

饮食宜忌:阳虚质者应多食用一些具有甘辛温热补益之品,以温补脾肾阳气为主,可配合辛温发散的食品,以补充身体的热量与阳气。适宜的食品有韭菜、葱、生姜、蒜、薤白、海参、虾、草鱼、黄鳝、鳗鱼、羊肉、鹿肉、麻雀肉、羊乳、狗肉、桂圆肉、胡桃仁、荔枝、冬虫夏草等(如有过敏则不宜食用)。同时阳虚质者应少食苦寒之品,忌食生冷、冰冻之品,即使在盛夏也不要多食寒凉之品。

减少食盐的摄入:水液正常代谢,依赖阳气温运气化,如脾阳不足，则运化水湿功能失职；如肾阳不足，则蒸腾气化功能减退，导致水液运行障碍，蓄积体内，泛滥于脏腑与躯体之间成为水肿、痰饮等证。因此，阳虚质者再过多摄入食盐易水钠潴留，使组织水肿、体重增加、血压增高，从而导致肥胖、肿胀、高血压、小便不利等。

选择适当的烹调方式：阳虚质者吃寒性食物时，应选择焖、蒸、煮、炖的方法，可减少寒凉之性。

药膳调养

菟丝细辛粥

[材料] 菟丝子 15 克，细辛 5 克，粳米 100 克，白糖适量。

[做法] 将菟丝子洗净后捣碎和细辛水煎去渣取汁，入米煮粥，粥熟时加白糖即可。

[功效] 散寒通窍，补益肝肾。

苁蓉金樱羊肉粥

[材料] 肉苁蓉 15 克，金樱子 15 克，精羊肉 100 克，粳米 100 克，葱白 2 根，生姜 3 片，盐适量。

[做法] 先将肉苁蓉、金樱子水煎去渣取汁，入羊肉、粳米同煮粥，待熟时，入盐、生姜、葱白稍煮即可。

[功效] 补肾助阳，健脾养胃。

加味山药饼

[材料] 山药 250 克，补骨脂 30 克，面粉 250 克，红糖适量。

[做法] 将补骨脂炒后研末，山药去皮捣烂研成泥，与面粉加适量水及红糖和匀，烙成薄饼。

[功效] 温肺益肾。

益肾腰花

[材料] 猪肾2枚(去膜细切)，益智仁15克，调料适量。

[做法] 猪肾切开，去皮膜，与益智仁同炖，并放入佐料，炖至熟，捞起腰花食用。

[功效] 温肾固本。

鳝鱼煲猪肾

[材料] 黄鳝250克(切段)，猪肾100克，生姜3片。

[做法] 一起放进锅里，加入2 000毫升清水，用武火煮沸后换文火煮2小时，煮好后加入适量的盐即可食用。

[功效] 益气固表，温肾健脾。

药茶调养

生姜核桃饮

[组成] 生姜3克，核桃仁10克。

[用法] 将生姜洗净切成片待用。核桃仁放入锅中加水500毫升，煮沸20分钟后，放入生姜片，再煮5分钟即可。代茶饮。

[功效] 温肾祛寒。

桂枝苍耳子茶

[组成] 桂枝9克，苍耳子12克，绿茶12克，葱白10根

(每根约3厘米长)。

[用法] 将以上各味用沸水冲泡成茶饮服用，1天不超过600毫升。

[功效] 宣通鼻窍，温阳化气。

参桂茶

[组成] 人参2克，肉桂4克，黄芪3克，甘草3克，花茶3克。

[用法] 将以上各味用300毫升开水泡饮，冲饮至味淡。

[功效] 益气温中。

龙眼姜枣茶

[组成] 龙眼肉10克，生姜5克，红枣10粒。

[用法] 生姜洗净切片，加水煮沸后改用小火煮10分钟。红枣洗净后撕成小块，与切碎的龙眼肉一起，再冲入煮好的生姜水，加盖闷置10分钟左右，即可代茶饮。喝不惯生姜水辛辣之味者，可少放些生姜，再加入红糖或蜂蜜适量调味即可。

[功效] 温经通络，驱寒回阳，补气血，强体质。

冬虫夏草茶

[组成] 冬虫夏草3克，红茶3克。

[用法] 用冬虫夏草的煎煮液150毫升泡红茶饮用，冲饮至味淡。

[功效] 补虚益精。

穴位按摩

足三里

[定位] 在小腿前外侧，当外膝眼下 3 寸，距胫骨前缘一横指(中指)。

[取穴要点] 腘横纹至外踝尖为 16 寸。

[功能作用] 理气活血、扶正培元、通经活络。本穴有强壮作用，被称为养生保健的第一要穴，又被称为“长寿穴”。按揉足三里可以补益胃气，使得胃气向上升发到达头面部，从而营养头面部的经络，开通鼻窍，从而缓解过敏性鼻炎的症状。

[穴位释义] 足，指下肢，相对于手而言。三里，指长度及人身上中下三部之里。以其与外膝眼的距离长度及通乎三焦之里而言。三里，主要指三寸。《素问·针解篇》:“所谓三里者，下膝三寸也。”

肾俞

[定位] 位于腰部，当第 2 腰椎棘突下，旁开 1.5 寸。

[取穴要点] 通常采用俯卧姿势，当第 2 腰椎棘突下，左右二指宽处。

[功能作用] 外散肾脏之热。点按肾俞穴有强肾的作用，有助肾气的回复。

[穴位释义] 肾，肾脏也。俞，输也。肾俞名意指肾脏的寒湿水气由此外输膀胱经。

气海

［定位］ 下腹部，前正中线上，当脐中下2横指（食指、中指两指，约1.5寸）。

［取穴要点］ 直线连结肚脐与耻骨上方，将其分为十等分，从肚脐3/10的位置，即为此穴。

［功能作用］ 培补元气，益肾固精，补益回阳。

［穴位释义］ 气，气态物也。海，大也。气海名意指任脉水气在此吸热后气化胀散。本穴物质为石门穴传来的弱小水气，至本穴后，水气吸热胀散而化为充盛的天部之气，本穴如同气之海洋，故名气海。

关元

［定位］ 下腹部，前正中线上，当脐中下3寸。

［功能作用］ 补肾培元、温阳固脱。有强壮作用。

［穴位释义］ 关，关卡也。元，元首也。关元名意指任脉气血中的滞重水湿在此关卡不得上行。本穴物质为中极穴吸热上行的天部水湿之气，至本穴后，大部分水湿被冷降于地，只有小部分水湿之气吸热上行，本穴如同天部水湿的关卡一般，故名关元。为人身元阴元阳交关之处。

涌泉

［定位］ 位于足底部，蜷足时足前部凹陷处，约当足底第2、3跖趾缝纹头端与足跟连线的前1/3与后2/3交点上。

［功能作用］ 散热生气。

[**穴位释义**] 涌，外涌而出也。泉，泉水也。该穴名意指体内肾经的经水由此外涌而出体表。本穴为肾经经脉的第一穴，它联通肾经的体内体表经脉，肾经体内经脉中的高温高压的水液由此外涌而出体表，故名。

百会

[**定位**] 在头部，当前发际正中直上5寸。

[**取穴要点**] 两耳尖连线中点处。

[**功能作用**] 升阳举陷，益气固脱。

[**穴位释义**] 百，数量词，多之意。会，交会也。百会名意指手足三阳经及督脉的阳气在此交会。本穴由于其处于人之头顶，在人的最高处，因此人体各经上传的阳气都交会于此，故名百会。

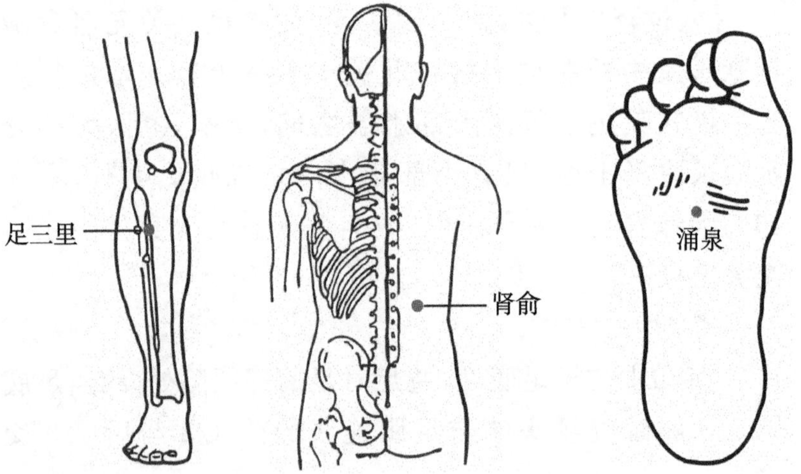

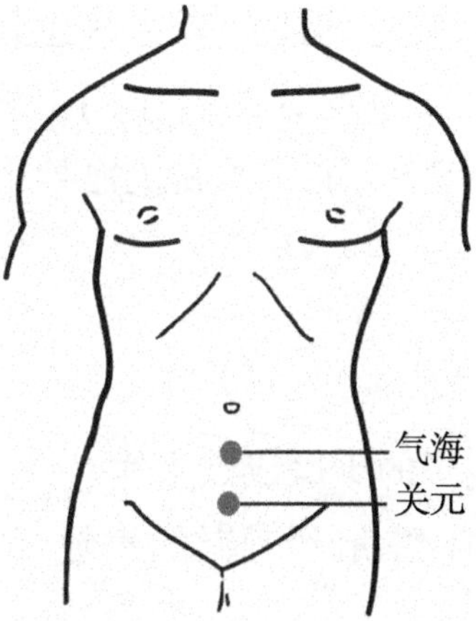

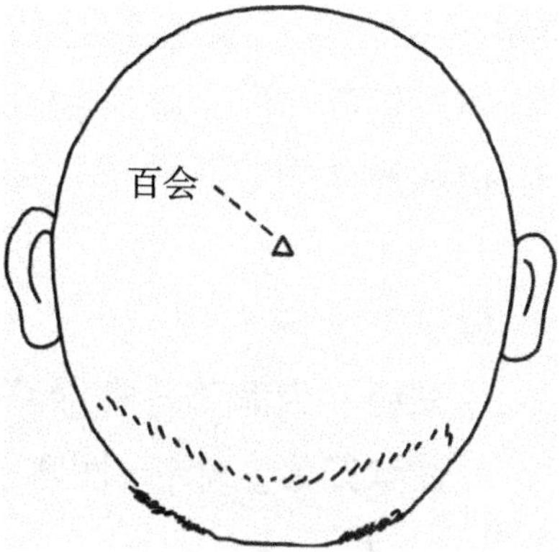

湿热质过敏性鼻炎患者的中医养生指导

中药调养

黄芩

[来源] 为唇形科多年生草本黄芩的干燥根。

[性味归经] 味苦，性寒。归肺经、胃经、胆经、大肠经。

[功效] 清热燥湿，泻火解毒，凉血止血。

[用法用量] 煎服，3～10 克。清热生用，清上焦热酒炒。

[使用注意] 脾胃虚弱、食少便溏者慎用。

[性能特点] 清热燥湿之中，尤善清泄中上焦湿热及肺火。黄芩水和醇提取物对 I 型变态反应抑制作用明显。甲

醇提取物、黄芩素、黄芩苷、汉黄芩素等均能抑制小鼠血管通透性的增加。黄芩苷对急慢性炎症均有抑制作用。此外，还有镇静、降压、降血脂、保肝、利胆、抗凝血和抗血栓形成、抗肿瘤作用。

栀子

［来源］ 为茜草科常绿灌木栀子的干燥成熟果实。

［性味归经］ 味苦，性寒。归心经、肝经、肺经、胃经、三焦经。

［功效］ 泻火除烦，清热利湿，凉血解毒。

［用法用量］ 煎服，3～10克；外用适量。

［性能特点］ 本品苦寒降泄，善清三焦之火，尤善清心，为治热病烦闷之要药。其性清利，导湿热之邪从小便而出。本品醇提物、水提物等均有抗炎作用。

广藿香

［来源］ 为唇形科多年生草本广藿香的干燥地上部分。

［性味归经］ 味辛，性微温。归脾经、胃经、肺经。

［功效］ 化湿，解暑，止呕。

［用法用量］ 煎服，3～10克，鲜品加倍。藿香叶偏于发表；藿香梗偏于和中。

［使用注意］ 阴虚火旺者忌用。

［性能特点］ 本品功善化湿醒脾、和中止呕、解暑发表。此外，经适当配伍后，亦可用于湿温时疫及表证夹湿等证。

佩兰

[来源] 为菊科多年生草本佩兰的干燥地上部分。

[性味归经] 味辛，性平。归脾经、胃经、肺经。

[功效] 化湿，解暑。

[用法用量] 煎服，5～10克。鲜品加倍。

[性能特点] 本品具有良好的化湿、解暑之功，鲜品作用更佳。既治湿阻中焦之胃呆不饥，或湿热困脾之口中甜腻、多涎、口气腐臭；又治外感暑湿或湿温初起等证。

厚朴

[来源] 为木兰科落叶乔木厚朴或凹叶厚朴的干燥干皮、根皮或枝皮。

[性味归经] 味辛，性温。归脾经、胃经、肺经、大肠经。

[功效] 燥湿，行气，消积，平喘。

[用法用量] 煎服，3～10克。

[使用注意] 体虚及孕妇慎用。

[性能特点] 本品既可下有形之实满，又可除无形之湿满，功善燥湿、行气、消积、平喘。本品乙醇提取物具有较好的抗炎和镇痛作用。

浙贝母

[来源] 百合科多年生草本浙贝母的干燥鳞茎。

[性味归经] 味苦，性寒。归肺经、心经。

[功效] 清热散结，化痰止咳。

[用法用量] 煎服,3～10 克。

[使用注意] 寒痰、湿痰不宜用。

[性能特点] 本品功苦寒清泄,以清热化痰、开郁散结之功见长。外感风热、痰热咳嗽以及痰火、热毒壅结之病症多用。本品所含浙贝母碱及去氢浙贝母碱有明显镇咳作用。浙贝母碱在低浓度下对支气管平滑肌有明显扩张作用;还有镇静、镇痛作用。浙贝母具有较强的抗急性渗出性炎症及抗腹泻作用。

虎杖

[来源] 为蓼科多年生草本虎杖的干燥根茎和根。

[性味归经] 味苦,性微寒。归肝经、胆经、肺经。

[功效] 利胆退黄,清热解毒,活血祛瘀,祛痰止咳。

[用法用量] 煎服,10～30 克;外用适量。

[使用注意] 孕妇忌服。

[性能特点] 本品既善泄中焦瘀滞,降泻肝胆湿热而利胆退黄;又擅活血祛瘀以通经,通利经络以定痛;并可清肺热,化痰止咳;此外,还可清热解毒,且泻热通便。本品煎剂及所含白藜芦醇苷、大黄素均有镇咳作用;本品煎剂能对抗组胺引起的豚鼠离体气管收缩,有一定的解痉平喘作用。本品提取物还有解热镇痛作用。

瓜蒂

[来源] 为葫芦科一年生草质藤本甜瓜的干燥果蒂。

［**性味归经**］味苦，性寒，有毒。归胃经。

［**功效**］涌吐痰湿，祛湿退黄。

［**用法用量**］煎服，2.5～5克；入丸散，每次0.3～1.0克；外用少量。研末吹鼻，待鼻中流出黄水即停药。

［**使用注意**］体虚、失血及上部无实邪者忌服。若剧烈呕吐不止，用麝香0.1～0.15克，开水冲服以解之。

［**性能特点**］本品既可用于痰热壅滞、宿食停滞证，又有祛湿退黄作用。还可治湿家头痛、眩晕、鼻塞而烦。

膳食调养

择食原则及食材宜忌

湿热质的食养原则以清淡为主，多吃偏寒、甘平、清热祛湿的食物。具体要注意以下几个方面的原则：

多吃新鲜蔬果及甘寒、甘平的食物：如冬瓜、甘蓝、茼蒿、芹菜、番茄、大白菜、生菜、空心菜、苋菜、豆芽菜、苦瓜、黄瓜、油麦菜、西瓜、草莓、甜瓜、柚子、椰子、甘蔗、梨等。

多摄取有助于清热化湿的食物：如薏苡仁、茯苓、玉米、绿豆、红小豆、白扁豆等。

忌食肥甘、厚味、辛辣食物：如狗肉、鹿肉、羊肉、牛肉、鳝鱼、胡椒、辣椒、生姜、花椒等。

忌食大热大补的药物及食物：如银耳、燕窝、雪蛤、阿胶、蜂蜜、麦芽糖、熟地、大枣、黄芪、紫河车、黄精等。

少甜少酒，少辣少油：烟、酒及烤、炸、煎等方式要尽量避免。

避免进食酸性食物：大部分肉类及海鲜类属于酸性，蔬果类多属于碱性。

药膳调养

桑菊杏仁粥

［**材料**］桑叶9克，菊花6克，甜杏仁9克，粳米60克。

［**做法**］将前二味煎水去渣，加甜杏仁、粳米煮粥食之。早、晚食用。

［**功效**］疏散风热，宣肺通窍。

黄芩炖猪肚

［**材料**］黄芩15克，猪肚250克，葱段、生姜片、酱油、食盐、味精各适量。

［**做法**］将猪肚洗净、切丝；黄芩洗净并包纱布，与葱段、生姜片、酱油共放入砂锅中，加适量水共炖至猪肚烂熟，去药包，调入食盐、味精即成。

［**功效**］健脾胃，补虚损，清热利湿。适用于过敏性鼻炎且有肺火征象者。

丝瓜藤煲猪瘦肉

［**材料**］丝瓜藤3～5克，猪瘦肉60克。

［**做法**］丝瓜藤洗净，猪瘦肉切块，同放锅内煮汤，至熟加少许盐调味，饮汤吃肉。

［**功效**］清热消炎，解毒通窍。主治鼻炎急性发作，鼻流脓涕，脑重头痛。

泥鳅炖豆腐

[**材料**] 泥鳅500克，豆腐250克，盐3克。

[**做法**] 泥鳅去鳃及内脏，洗净；豆腐切块；泥鳅入锅，加盐、清水适量，置武火上，炖至五成熟时，加入豆腐，再炖至泥鳅熟烂即可。

[**功效**] 清热利湿。

双花丝瓜

[**材料**] 白菊花3克，金银花3克，丝瓜400克。

[**做法**] 丝瓜去皮切段，白菊花、金银花用开水泡开，取汁备用；油锅烧至六成热，下入丝瓜，过油后起锅备用；锅里下入金银花、白菊花的药汁调好味，下入丝瓜勾芡即成。

[**功效**] 清热解毒、疏散风热，适用于大便燥结、小便不利者。

药茶调养

辛夷藿香茶

[**组成**] 辛夷3克，藿香10克，绿茶3克。

[**用法**] 将以上各味用300毫升开水冲泡后饮用，冲饮至味淡。

[**功效**] 清暑祛湿，祛风通窍。

二花薄荷茶

[**组成**] 菊花、栀子花各10克，薄荷3克，葱白3克。

[**用法**] 将以上各味洗净，加入开水浸泡片刻，凉后入蜂蜜调味代茶饮。

［功效］清热祛火，疏风通窍。

薏苡仁清化茶

［组成］薏苡仁 30 克，赤小豆 30 克，淡竹叶 15 克，马齿苋 15 克。

［用法］赤小豆和薏苡仁洗净后，放入锅中用清水浸泡 4 小时以上。泡好后加入淡竹叶和马齿苋开火煮，先大火煮至水烧开，然后转小火煮。在煮好前 20 分钟放入少许冰糖继续熬煮至冰糖融化即可关火。

［功效］清热解毒、祛湿化浊。

菊花罗汉果饮

［组成］白菊花 5 克，罗汉果半个。

［用法］将白菊花、罗汉果放入茶壶中用沸水冲泡，可多次兑水饮用。

［功效］清热润肺。

竹叶芦根茶

［组成］淡竹叶 3 克，芦根 6 克。

［用法］将淡竹叶、芦根加水煎汤，煎液代茶饮。

［功效］清热泻火，利水除烦。

穴位按摩

阳陵泉

［定位］在小腿外侧，当腓骨小头前下方凹陷处。

［功能作用］降浊除湿。

[穴位释义] 阳，阳气也。陵，土堆也。泉，源源不断也。阳陵泉名意指胆经的地部经水在此大量气化。本穴物质为膝阳关穴飞落下传的经水及胆经膝下部经脉上行而至的阳热之气，二气交会后，随胆经上扬的脾土尘埃吸湿后沉降于地，胆经上部经脉落下的经水亦渗入脾土之中，脾土固化于穴周，脾土中的水湿则大量气化，本穴如同脾土尘埃的堆积之场和脾气的生发之地，故名阳陵泉。

阴陵泉

[定位] 在小腿内侧，胫骨内侧下缘与胫骨内侧缘之间的凹陷中。

[功能作用] 排渗脾湿。

[穴位释义] 阴，水也。陵，土丘也。泉，水泉也。阴陵泉名意指脾经地部流行的经水及脾土物质混合物在本穴聚合堆积。本穴物质为地机穴流来的泥水混合物，因本穴位处肉之陷处，泥水混合物在本穴沉积，水液溢出，脾土物质沉积为地之下部翻扣的土丘之状，故名阴陵泉。

曲池

[定位] 肘横纹外侧端，屈肘，当尺泽穴与肱骨外上髁连线中点。

[取穴要点] 屈肘成直角，当肘弯横纹尽头处，即肱骨外上髁内缘凹陷处。

[功能作用] 清邪热，调气血，祛风湿，利关节。

[穴位释义] 曲，隐秘也，不太察觉之意。池，水的围合之处、汇合之所。曲池名意指本穴的气血物质为地部之上的

湿浊之气。本穴物质为手三里穴降地之雨气化而来，位处地之上部，性湿浊滞重，有如雾露，为隐秘之水，故名曲池。

丰隆

[定位] 丰隆穴位于人体的小腿前外侧，外踝尖上八寸，条口穴外，距胫骨前缘二横指(中指)。

[取穴要点] 外踝最高处与外膝眼联机之中点。

[功能作用] 沉降胃浊。

[穴位释义] 丰隆，象声词，为轰隆之假借词。本穴物质主要为条口穴、上巨虚穴、下巨虚穴传来的水湿云气，至本穴后，水湿云气化雨而降，且降雨量大，如雷雨之轰隆有声，故名丰隆。

承山

[定位] 在小腿后面正中，委中与昆仑之间，当伸直小腿或足跟上提时腓肠肌肌腹下出现尖角凹陷处。

[取穴要点] 微微施力踮起脚尖，小腿后侧肌肉浮起的尾端即为承山穴。

[功能作用] 运化水湿，固化脾土。

[穴位释义] 承，承受、承托也。山，土石之大堆也，此指穴内物质为脾土。承山名意指随膀胱经经水下行的脾土微粒在此固化。本穴物质为随膀胱经水上行而来的脾土与水液的混合物，行至本穴后，水液气化而干燥的脾土微粒则沉降穴周，沉降的脾土堆积如大山之状，故名承山。

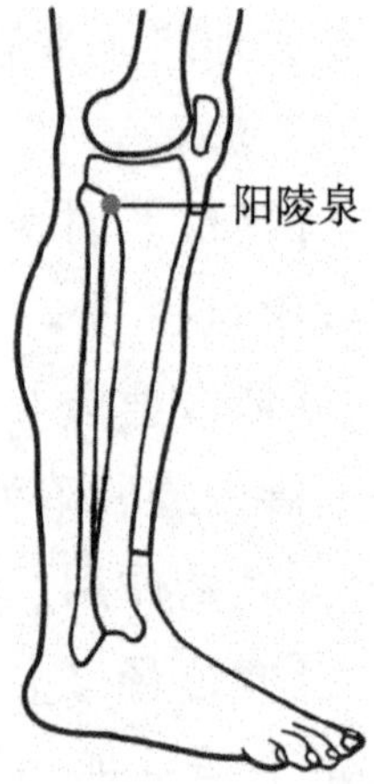

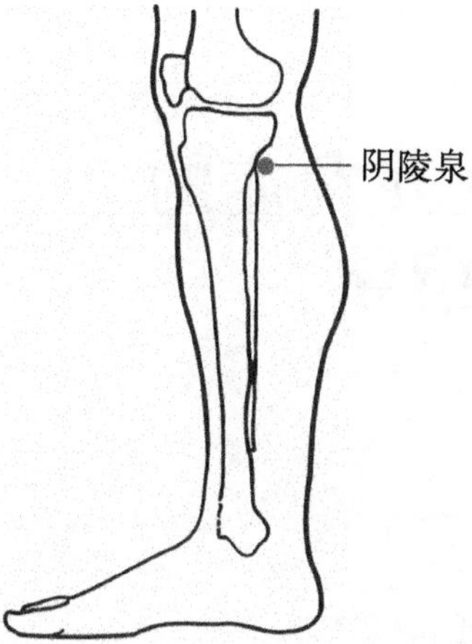
阴陵泉

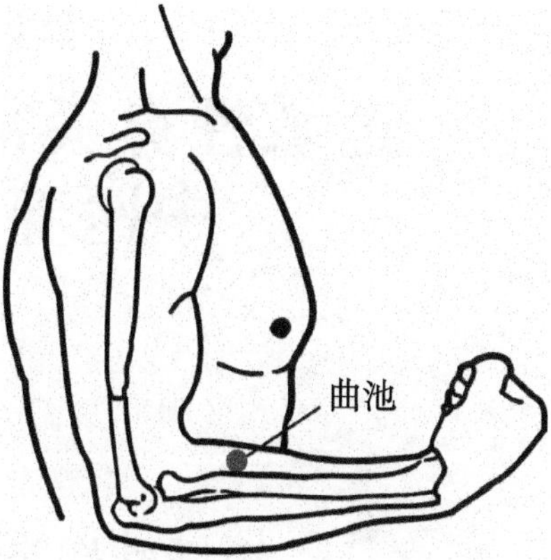
曲池

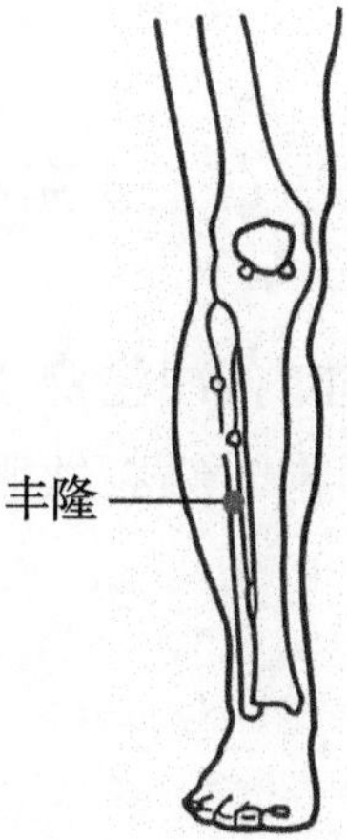
丰隆

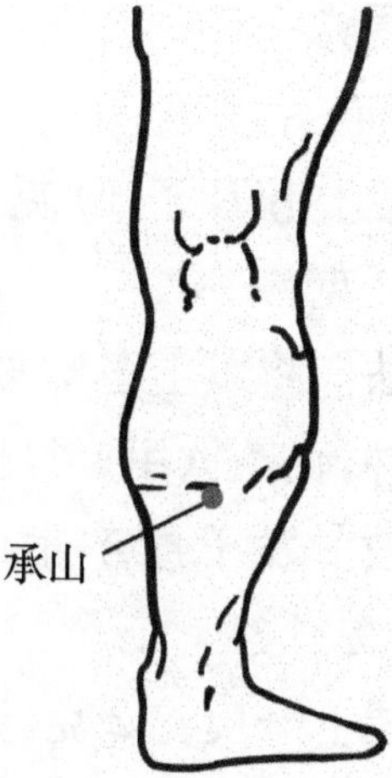
承山

第四章
过敏性鼻炎常见并发症的中医养生指导

过敏性鼻炎合并鼻窦炎

药茶调养

苍耳子茶

[组成] 苍耳子 10 克，辛夷 6 克，白芷 6 克，薄荷 4.5 克，绿茶 2 克。

[用法] 将以上各味放入大茶缸内，冲注沸水，加盖焖泡 20 分钟，代茶饮用。每日 1 剂，不拘时频频饮服。

[功效] 发汗通窍，散风祛湿。

辛夷苏叶茶

[组成] 辛夷花 2 克，苏叶 6 克。

[用法] 将辛夷花、苏叶放入茶杯，冲入沸水，加盖焖泡 15 分钟，代茶饮用。每日 1 剂，可频频饮服。

[功效] 散寒通窍。

细苏茶

[组成] 细辛 0.2 克，紫苏 3 克，防风 3 克，桑白皮 3 克，薄荷 3 克，绿茶 3 克。

[用法] 将细辛、紫苏、防风、桑白皮用 250 毫升水煎煮至水沸后，冲泡薄荷、绿茶 10 分钟后饮用。

[功效] 疏风散寒，宣肺理气。

白芷辛茶

[组成] 白芷 5 克，辛夷 3 克，防风 3 克，苍耳子 3 克，川芎 3 克，绿茶 3 克。

[用法] 将白芷、辛夷、防风、苍耳子、川芎用 400 毫升水煎煮至水沸后，冲泡绿茶 10 分钟后饮用。

[功效] 疏风通窍。

苍耳子绿豆茶

[组成] 苍耳子 1 克，绿豆 5 克，绿茶 3 克。

[用法] 将苍耳子、绿豆用 200 毫升水煎煮至水沸后，冲泡绿茶 10 分钟后饮用。可加适量蜂蜜调味。

[功效] 祛风，止痛，通窍，解毒。

药膳调养

白术苏叶猪肚粥

[材料] 白术 30 克，苏叶 10 克，猪肚 100 克(切片)，粳米 100 克，生姜 2 片，盐、料酒适量。

[做法] 先将白术、苏叶煎熬取汁，同猪肚、粳米煮粥，最后加入生姜、盐、料酒等调味即可。

[**功效**] 散寒解表，益气健脾。

北芪炖乳鸽

[**材料**] 乳鸽，黄芪 20 克，淮山药 150 克，红枣 8 枚(去核)，生姜 3 片。

[**做法**] 将乳鸽去毛及内脏，与上列药物放入炖盅内，加开水适量，文火炖 3 小时，调味吃肉饮汤。

[**功效**] 益气健脾，固摄精气。

辛夷煮鸡蛋

[**材料**] 辛夷花 10 克，鸡蛋 2 个。

[**做法**] 将辛夷花放入砂锅，加清水 2 碗，置火上，煎取 1 碗；鸡蛋煮熟去壳，刺小孔数个。将砂锅复置火上，倒入药汁煮沸，再放入鸡蛋同煮片刻即可。饮汤吃蛋。此为 1 日量，分 2 次服食。

[**功效**] 疏风通窍。

柏叶猪鼻汤

[**材料**] 生侧柏叶 15 克，金钗石斛 6 克，柴胡 10 克，猪鼻肉、蜂蜜各 50 克，30 度米酒 20 毫升。

[**做法**] 将猪鼻肉刮洗干净，与侧柏叶、金钗石斛、柴胡共放于砂锅内，加清水 500 毫升，用文火炖煮 60 分钟，滤除药渣，冲入蜂蜜米酒，和匀饮之。此为 1 日量，分 2 次饮用。2～4 天为 1 个疗程，连服 3～4 个疗程。

[**功效**] 扶正养阴，消炎通窍。

辛夷豆腐汤

[**材料**] 辛夷 15 克，豆腐 250 克。

[做法] 辛夷与豆腐同煮，喝汤吃豆腐，每日 1 次。

[功效] 清热通窍。

中药调养

鼻窦炎以芳香通窍、清热解毒、祛湿排脓为原则，所以过敏性鼻炎合并鼻窦炎患者除了过敏性鼻炎的常用中草药之外，还可用些清热解毒、祛湿排脓的中药，具体举例如下。

板蓝根

[来源] 为十字花科二年生草本菘蓝的干燥根。

[性味归经] 味苦，性寒。归心经、胃经。

[功效] 清热解毒，凉血利咽。

[用法用量] 煎服，10～15 克。

[使用注意] 脾胃虚寒者忌服。

[性能特点] 功善清热解毒、凉血利咽。《分类草药性》："解诸毒恶疮，散毒去火，捣汁，或服或涂。"本品水浸液对枯草杆菌、金黄色葡萄球菌、大肠杆菌、伤寒杆菌、痢疾杆菌等均有抑制作用。对流感 PR_2 株亦有明显抑制作用。还可有增强免疫功能。

青黛

[来源] 为爵床科多年生草本马蓝、蓼科一年生草本蓼蓝或十字花科二年生草本菘蓝的叶或茎叶经加工制得后的干燥粉末或团块。

[性味归经] 味咸，性寒。归肝经、肺经。

[功效] 清热解毒，凉血消斑，清肝泻火。

[用法用量] 入丸散，1.5～3克；外用适量。

[使用注意] 胃寒者慎用。

[性能特点] 功善清热解毒、凉血消斑，又善泻肝火，还能清肝泻肺。本品醇浸液及煎剂体外试验对炭疽杆菌、肺炎球菌、金黄色葡萄球菌、痢疾杆菌等均有抑制作用。

蒲公英

[来源] 为菊科多年生草本蒲公英、碱地蒲公英或同属数种之物的干燥全草。

[性味归经] 味苦、甘，性寒。归肝经、胃经。

[功效] 清热解毒，利湿。

[用法用量] 煎服，10～30克；外用适量。

[使用注意] 大量可致缓泻。

[性能特点] 功善清热解毒、消散痈肿，为热毒内外痈肿之常用。本品煎剂或津剂对金黄色葡萄球菌、溶血性链球菌等有较强的抑制作用；对肺炎双球菌、脑膜炎双球菌、绿脓杆菌、福氏痢疾杆菌亦有一定的抑制作用。提取液还能拮抗内毒素。

山豆根

[来源] 为豆科小灌木越南槐的干燥根及根茎。

[性味归经] 味苦，性寒。归肺经、胃经。

[功效] 清热解毒，利咽消肿。

[用法用量] 煎服，3～10克。

[使用注意] 过量易致呕吐、腹泻、胸闷等，须注意用量。

[性能特点] 既善清热解毒、利咽消肿，又能清肺胃热。本品水提液能抑制迟发性超敏反应；还有抗炎、保肝等作用。

薏苡仁

[来源] 为禾本多年生草本薏苡的干燥成熟种仁。

[性味归经] 味甘、淡，性微寒。归脾经、胃经、肺经。

[功效] 利水渗湿，健脾止泻，清热排脓，除痹。

[用法用量] 煎服，10～30 克。本品力缓，用量宜大。除入汤剂、丸散剂外，亦可作粥食，为食疗佳品。

[性能特点] 甘淡利湿，微寒清热，既能利水渗湿，又能健脾止泻，利水二不伤正，补脾而不滋腻，为淡渗清补之品。凡水湿滞留均可用之。并可清热排脓。本品醇提物有抗癌、抗菌作用，此外，其脂肪油有降血糖、解热、镇静、镇痛作用。

白芷

[来源] 为伞形科多年生草本白芷或杭白芷的干燥根。

[性味归经] 味辛，性温。归肺经、胃经。

[功效] 祛风散寒，通窍止痛，消肿排脓，燥湿止带。

[用法用量] 煎服，3～10 克。

[性能特点] 辛能行散，温能祛寒，性燥除湿，芳香走窜上达，既善散阳明经风寒湿邪，又善通鼻窍、止痛；为治风寒表证、头痛、牙痛、鼻塞、鼻渊等常用之品，对邪入阳明经的头痛、牙痛尤为多用。此外，本品尚可消肿排脓、燥湿止带、止痒，以治疮疡肿毒，带下过多及皮肤瘙痒等证。本品药理

有解热、镇痛、抗炎作用；其所含呋喃香豆类化合物有光敏性作用，对平滑肌有解痉作用；此外尚有抑制细菌和真菌的作用。

过敏性鼻炎合并哮喘

药茶调养

平喘茶

[组成] 麻黄 3 克，黄柏 4.5 克，白果仁 15 个（打碎），绿茶 6 克，白糖 30 克。

[用法] 前 4 味加水适量，共煎取汁，加白糖即可。每日 1 剂，分 2 次服饮。在病发呼吸困难时饮用。

[功效] 宣肺肃降，止咳平喘。

石韦茶

[组成] 石韦 5 克，绿茶 30 克，冰糖 10 克。

[用法] 将以上各味用 200 毫升开水冲泡 5～10 分钟后饮用，冲饮至味淡。

[功效] 清肺泄热；镇咳，祛痰，平喘。

秋梨白藕汁

[组成] 秋梨 500 克，白藕 500 克。

[用法] 将秋梨去皮、核，白藕洗净，两者均切碎，以洁净纱布绞汁。再将二汁混匀即成，可随时饮用。每日 1 剂，分 3～4 次服用，连服 5～7 日。

［功效］ 清热润肺，化痰止咳。

双仁蜂蜜生姜饮

［组成］ 甜杏仁、核桃仁各 12 克，蜂蜜 30 克，生姜 10 克。

［用法］ 将以上各味用碗盛装，隔水炖或蒸熟后吃。每日 1 次，连服 4～5 日。

［功效］ 润肺，止咳，平喘。

麻杏茶

［组成］ 麻黄 1 克，杏仁 3 克，桂枝 3 克，甘草 3 克，绿茶 3 克。

［用法］ 将麻黄、杏仁、桂枝、甘草用 250 毫升水煎煮至水沸后，冲泡绿茶 10 分钟即可。

［功效］ 发汗解表，止咳平喘。

杏细茶

［组成］ 杏仁 5 克，细辛 0.5 克，绿茶 3 克。

［用法］ 用杏仁、细辛的煎煮液 200 毫升，冲泡绿茶后饮用，冲饮至味淡。

［功效］ 温肺，止咳，平喘，通窍。

药膳调养

银杏膏

［材料］ 陈细茶 120 克（即陈年的毛尖类茶叶），白果肉 120 克，核桃肉 120 克，蜂蜜 250 克，生姜汁 150 毫升。

［做法］ 陈细茶略烘焙，研为细末；白果肉一半去白膜，

一半去红膜，捣烂；核桃肉捣碎，一起置入锅中，加蜂蜜、生姜汁，炼成膏。不拘时服。

[功效] 补肾润肺，止咳平喘。

红萝卜红枣汤

[材料] 红萝卜 200 克，红枣 10 个，冰糖适量。

[做法] 将红萝卜洗净切片，与红枣同放入砂锅中，加清水适量，用小火熬煮至水剩 1/3 时，加入冰糖再略焖即可。每日早、晚分饮。

[功效] 健脾益气，润肺止咳。适用于过敏性鼻炎合并哮喘缓解期。

罗汉果煲猪肺

[材料] 罗汉果 10 克，猪肺 250 克。

[做法] 将猪肺洗净切成小块，挤出泡沫；然后与罗汉果一起放入锅内，加入清水 700 毫升煮熟即成。

[功效] 清热化痰，润肺止咳平喘。

鱼腥草杏仁鸡蛋羹

[材料] 鱼腥草 60 克，甜杏仁 30 克，薏苡仁 90 克，红枣 30 克，鸡蛋清 100 克，蜂蜜适量。

[做法] 将甜杏仁、薏苡仁、红枣去核洗净，一同放入砂锅内，加适量水，用旺火煮沸后转用小火炖 1 小时。将鱼腥草略洗后放入锅中，炖约 30 分钟，取汁。将鸡蛋清放入碗中，加入蜂蜜，取沸汁冲熟，搅匀即成。

[功效] 清肺热，养肺阴。

中药调养

哮喘治疗以祛邪利气、培补纳摄为原则，所以过敏性鼻炎合并哮喘患者除了过敏性鼻炎的常用中草药之外，还可用些宣肺平喘的中药，具体举例如下。

麻黄

[来源] 为麻黄科亚灌木草麻黄、木贼麻黄及中麻黄的干燥草质茎。

[性味归经] 味辛、微苦，性温。归肺经、膀胱经。

[功效] 发汗解表，宣肺平喘，利水消肿。

[用法用量] 煎服，3～10 克。发汗解表宜生用，止咳平喘宜炙用。

[使用注意] 表虚自汗及阴虚盗汗、咳喘由于肾不纳气的虚喘者慎用。

[性能特点] 本品善达肌表，开腠理，透毛窍，发汗解表以散风寒，被称为“发汗解表第一药”；又可宣通肺气以平喘止咳，为宣肺平喘之良药。本品挥发油有发汗、解热作用；麻黄碱和伪麻黄碱能缓解支气管平滑肌痉挛作用；此外还有抗炎、抗菌、抗病毒等作用。

苦杏仁

[来源] 为蔷薇科落叶乔木山杏、西伯利亚杏、东北杏或杏的干燥成熟种子。

[性味归经] 味苦，性微温，有小毒。归肺经、大肠经。

[功效] 止咳平喘，润肠同伴。

[用法用量] 煎服，3～10 克。宜打碎入煎。生品入煎

剂宜后下。

[使用注意] 婴儿慎用。阴虚咳嗽、大便溏泄忌用。本品有小毒,用量不宜过大,服用过量(30～60克)可引起中毒。

[性能特点] 上能降肺气、疏利开通而止咳平喘,为治喘咳之要药;下能降气润肠而通利大便,以治肠燥便秘。本品所含的苦杏仁苷能轻度抑制呼吸中枢而起镇咳平喘作用,还能增强免疫,但过量则会引起中毒。

桑白皮

[来源] 为桑科落叶小乔木桑的干燥根皮。

[性味归经] 味甘,性寒。归肺经。

[功效] 泻肺平喘。利水消肿。

[用法用量] 煎服,5～15克;大剂量可用至30克。泻肺利水、平肝清火宜生用;肺虚咳嗽宜蜜炙用。

[使用注意] 肺寒咳喘,小便量多者慎用。

[性能特点] 既善泻肺热与肺中水气而止咳平喘,为治肺热咳喘所常用;又能清降肺气、通调水道二利水消肿。本品有镇静、镇痛和抗惊厥作用,对金黄色葡萄球菌、伤寒杆菌、福氏痢疾杆菌等有抑制作用。

葶苈子

[来源] 为十字花科一年生或二年生草本独行菜或播娘蒿的干燥成熟种子。

[性味归经] 味苦、辛,性大寒。归肺经、膀胱经。

[功效] 泻肺平喘,利水消肿。

[用法用量] 煎服，5～10 克。研末服，3～6 克。

[使用注意] 肺虚寒喘促、脾虚肿满者忌服。

[性能特点] 既善泻肺中水饮及痰火而平喘咳，为泻肺平喘之要药；又能泄肺气之壅闭、通调水道而利水消肿。唯药力峻猛，用当宜慎。本品有广谱抗菌作用，对酵母菌等 20 种真菌及数 10 种其他菌株均有抗菌作用。

白果

[来源] 为银杏科乔木银杏的干燥成熟种子。

[性味归经] 味甘、苦、涩，性平，有毒。归肺经。

[功效] 敛肺定喘，收涩止带，固精缩尿。

[用法用量] 煎服，5～10 克，用时捣碎。入药时须去其外层种皮及内层的薄皮和心芽。

[使用注意] 本品生食有毒，忌生食。不可多用，小儿尤当注意。其性收敛，咳喘痰稠、咯吐不爽者慎用。

[性能特点] 既善敛肺平喘化痰，为治喘咳痰嗽常用药；又能除湿泄浊、收涩止带。本品能抑制结核杆菌的生长，对多种革兰氏阴性及阳性细菌及皮肤真菌有不同程度的抑制作用。有祛痰和微弱的松弛支气管平滑肌作用。银杏甲素有抗过敏作用。

过敏性鼻炎合并中耳炎

药茶调养

丹皮川芎茶

[组成] 丹皮、川芎各5克,石菖蒲3克,绿茶3克。

[用法] 将以上各味用沸水冲泡饮服。

[功效] 清热活血。

槐菊茶

[组成] 槐花9克,菊花9克,绿茶9克。

[用法] 将以上各味用沸水冲泡,加盖焖5分钟即成,冲饮至味淡。每日1剂,分3次冲泡,代茶饮用。

[功效] 清热凉血,平肝明目。

黄柏苍耳茶

[组成] 黄柏9克,苍耳10克,绿茶3克。

[用法] 将以上各味共研粗末,沸水冲泡10分钟,或煎汤,分2次饮服,每日1剂。

[功效] 清热燥湿,解毒通窍。

桑菊竹叶茶

[组成] 嫩桑叶20克,白菊花20克,苦竹叶20克。

[用法] 将以上各味用沸水冲泡。代茶饮。

[功效] 清火除烦,疏风清热。

理窍聪耳茶

[组成] 蝉蜕 3 克，细辛 3 克，荷叶 3 克，绿茶 3 克。

[用法] 将蝉蜕、细辛用 250 毫升水煎煮至水沸后，冲泡荷叶、绿茶 10 分钟后饮用。

[功效] 散风清热，通耳窍。

药膳调养

二地二冬猪脊汤

[材料] 猪脊髓 200 克，熟地 15 克，生地 15 克，麦冬 20 克，天冬 20 克。

[做法] 将全部用料洗净后放入炖盅内，加清水适量，文火炖 3 小时调味食用。

[功效] 清热，养阴，补虚。

枣肉圆肉枸杞粥

[材料] 枣肉 15 克，桂圆肉 20 克，枸杞 20 克，粳米 100 克。

[做法] 将以上各味一起煮粥，粥煮好后加适量白糖调味服用。每日 2 次。

[功效] 益气养血，滋补肾阴。

熟地海参汤

[材料] 熟地 30 克，海参 60 克。

[做法] 熟地与海参同放入炖盅内，加清水适量，文火炖 2 小时，调味食用。

[功效] 补血生津，滋肾养肝。

白菜薄荷芦根汤

[材料] 大白菜根3～4个，芦根10克，薄荷3克。

[做法] 将以上各味用水煎15～30分钟，趁热分2次服下。

[功效] 辛凉发散，疏风清热。

中药调养

中耳炎以疏风散邪、清热利湿、健脾补肾为原则，所以过敏性鼻炎合并中耳炎患者除了过敏性鼻炎的常用中草药之外，还可用些疏风清热、健脾补肾的中药，具体举例如下。

赤芍

[来源] 为芍药科多年生草本芍药或川赤芍的干燥根。

[性味归经] 味苦，性微寒。归肝经。

[功效] 清热凉血，祛瘀止痛。

[用法用量] 煎服，6～15克。

[使用注意] 血虚经闭不宜。

[性能特点] 本品既能清热凉血，又能祛瘀止痛，还能清泄肝火。本品所含芍药苷有少许抗炎作用，并有镇静、镇痛、解热及抗惊厥、抗溃疡和降压作用，还能对抗乙酰胆碱引起的平滑肌痉挛。

黄连

[来源] 为毛茛科多年生草本黄连、三角叶黄连或云连的干燥根茎。

[性味归经] 味苦，性寒。归心经、肝经、胃经、大肠经。

[功效] 清热燥湿,泻火解毒。

[用法用量] 煎服,2～5 克。外用适量。

[使用注意] 脾胃虚弱及阴虚津伤者慎用。

[性能特点] 清热燥湿力强,既善清中焦湿热,又善清心热、泻胃火,且能泻火凉血。亦常用治疮痈湿疮、疔毒、目赤肿痛等,有清热燥湿、泻火解毒之效。本品对志贺氏、福氏痢疾杆菌、肺炎双球菌、霍乱弧菌、炭疽杆菌等有较强的抑制作用。黄芩对各型流感病毒有直接抑制作用。有解热、抗炎、增强白细胞和网状内皮系统的吞噬能力作用。

穿心莲

[来源] 为爵床科一年生草本穿心莲的干燥地上部分。

[性味归经] 味苦,性寒。归肺经、胃经、大肠经、小肠经。

[功效] 清热解毒,燥湿。

[用法用量] 煎服,6～10 克。外用适量。

[使用注意] 本品味苦,用量不宜过大。

[性能特点] 既善清肺热而解毒,还能清热燥湿,治多种湿热病证。穿心莲各种内酯成分均有不同程度的抗炎作用;总黄酮对实验性心肌损伤有保护作用。此外,有抗蛇毒、抗肿瘤、解热、镇静、利胆等作用。

龙胆

[来源] 为龙胆科多年生草本条叶龙胆、龙胆、三花龙胆或坚龙胆的干燥根及根茎。

[性味归经] 味苦,性寒。归肝经、胆经、膀胱经。

[**功效**] 清热燥湿，泻肝火。

[**用法用量**] 煎服，3～6克。外用适量。

[**使用注意**] 脾胃虚弱者不宜；津伤阴亏者慎用。

[**性能特点**] 既善清泄肝胆及下焦湿热，又善清泻肝胆实火。本品所含龙胆苦甘有抗炎、抑杀疟原虫作用；龙胆碱能镇静、松弛肌肉、降血压；此外，本品还有利尿、抗菌、驱虫作用。

核桃仁

[**来源**] 为胡桃科落叶乔木胡桃的干燥成熟种子。

[**性味归经**] 味甘，性温。归肾经、肺经、大肠经。

[**功效**] 补肾益肺，纳气定喘，润肠通便。

[**用法用量**] 煎服，10～30克。

[**使用注意**] 阴虚火旺，痰热咳嗽及便溏者忌服。

[**性能特点**] 既能温补肺肾、润肺敛肺而纳气平喘，又能温补肾阳而强腰膝，且富含油脂，能润肠通便。本品有镇咳、促进生长、抗氧化、抗衰老作用。

过敏性鼻炎合并荨麻疹

药茶调养

荸荠薄荷饮

[**组成**] 荸荠200克，新鲜薄荷5克，白糖适量。

[**用法**] 将荸荠去皮、洗净，放入榨汁机榨汁。然后将

新鲜薄荷洗净，加白糖捣成泥，放入荸荠汁中加水调匀，频频饮用。

[功效] 凉血、祛风、止痒。

祛风止痒茶

[组成] 地肤子、红糖各30克。

[用法] 地肤子加水500毫升，煎成250毫升，过滤取汁，冲入红糖，趁热服下，盖被使出汗少许。早、晚各服一次。

[功效] 祛风止痒。

荔枝茶

[组成] 荔枝干9粒，红糖50克。

[用法] 将荔枝干煎汤1碗，加入红糖趁热饮之，每天服1次，连服3天。

[功效] 疏风止痒，滋补壮阳。

防风乌梅茶

[组成] 荆芥12克，防风9克，蝉蜕9克，乌梅9克，五味子9克，丹参9克。

[用法] 将以上各味用水煎，加入红糖适量代饮，每天1剂。

[功效] 抗过敏，止痒活血。

薄荷桂圆茶

[组成] 薄荷15克，桂圆干6粒。

[用法] 将薄荷、桂圆干水煎代茶饮，每天服2次，连服2～4周。

[功效] 疏风止痒。

药膳调养

冬瓜煮子鸭

[材料] 薏苡仁30克，冬瓜500克，子鸭1只，料酒、盐、味精适量。

[做法] 子鸭宰杀，去毛、内脏及爪；冬瓜洗净（带皮），切成4厘米长、2厘米宽的块；薏苡仁淘洗干净。将子鸭、料酒、薏苡仁、冬瓜同放炖锅内，加水适量，置武火上烧沸，再用文火煮50分钟，加入盐、味精即成。

[功效] 祛湿，消肿，止痒。

百合煮田螺

[材料] 百合30克，田螺250克，料酒、盐、味精、鸡油适量。

[做法] 百合洗净，去泥沙杂质，田螺去壳、内脏，洗净，切成薄片。百合、田螺肉同放炖锅内，加水适量，放入料酒，置武火上烧沸，用文火炖煮40分钟，加入盐、味精、鸡油即成。

[功效] 清热，解毒，止痒。

赤芍冬瓜汤

[材料] 赤芍10克，菊花6克，冬瓜（带皮）500克，蜂蜜30毫升。

[做法] 赤芍、菊花洗净；冬瓜洗净，切成4厘米长、3厘米宽的块。赤芍、冬瓜同放炖锅内，加水适量，置武火上烧沸，再用文火炖煮35分钟，加入菊花、蜂蜜再煮5分钟即成。

[**功效**] 祛风，清热，明日，止痒。

紫苏红糖粥

[**材料**] 紫苏 9 克，粳米 100 克，红糖 30 克。

[**做法**] 紫苏洗净，粳米淘洗干净，去泥沙杂质；红糖切碎。粳米、紫苏同放入锅内，加水适量，置武火上烧沸，再用文火煮 30 分钟，加入红糖即成。

[**功效**] 疏风散寒，止痒。

米醋煮木瓜

[**材料**] 木瓜 100 克，姜 10 克，米醋 150 毫升。

[**做法**] 木瓜洗净，姜洗净、拍破。米醋、木瓜、姜放入锅内，加水 100 毫升，用文火煮至稠干，将木瓜及姜放入碗中既成。每日分 3 次食用。

[**功效**] 疏风散寒，健胃止痒。

中药调养

荨麻疹以疏风清热、养血润燥、止痒为原则，所以过敏性鼻炎合并中耳炎患者除了过敏性鼻炎的常用中草药之外，还可用些养血润燥、祛风止痒的中药，具体举例如下：

苦参

[**来源**] 为豆科灌木苦参的干燥根。

[**性味归经**] 味苦，性寒。归心经、肝经、胃经、大肠经、膀胱经。

[**功效**] 清热燥湿，杀虫，利尿。

[**用法用量**] 煎服，3～10 克；外用适量。

意] 脾胃虚弱及阴虚津伤者慎用。

能特点] 清热燥湿之中尤善除下焦湿热；兼能利祛膀胱湿热；且善祛风、杀虫止痒，为诸多皮肤顽疾所常用。本品煎剂、醇提物对多种致炎剂所引起的炎症反应有明显抑制作用。所含苦参碱对痢疾杆菌、大肠杆菌、金黄色葡萄球菌等有明显的抑制作用；氧化苦参碱能抗过敏。此外，还有利尿、镇静、平喘、祛痰作用。

白鲜皮

[来源] 为芸香科多年生草本白鲜的干燥根皮。

[性味归经] 味苦，性寒。归脾经、胃经。

[功效] 清热燥湿，解毒，祛风止痒。

[用法用量] 煎服，6～10 克。外用适量。

[使用注意] 脾胃虚寒者慎用。

[性能特点] 功善清热燥湿、解毒、祛风止痒，为治皮肤湿疹、湿疮、疥癣所常用；又能清热利湿而退黄；还能祛风通痹。本品水煎剂对多种致病真菌有不同程度的抑制作用，还有抗炎、解热、抗癌、收缩子宫平滑肌等作用。

紫花地丁

[来源] 为堇菜科多年生草本紫花地丁的干燥全草。

[性味归经] 味苦，性寒。归心经、肝经。

[功效] 清热解毒，消痈散结。

[用法用量] 煎服，15～30 克；外用适量。

[使用注意] 体质虚寒者忌服。

[性能特点] 功善清热解毒、消痈散结，且能解蛇毒。

本品能抑制结核杆菌生长，有抗病毒作用，其提取液对内毒素有拮抗作用。

牡丹皮

［来源］为毛茛科落叶小灌木牡丹的干燥根皮。

［性味归经］味苦、辛，性微寒。归心经、肝经、肾经。

［功效］清热凉血，活血散瘀。

［用法用量］煎服，6～15克。清热凉血宜生用；活血散瘀宜酒炒用；止血宜炒炭用。

［使用注意］孕妇及月经过多者慎用。

［性能特点］有凉血而不留瘀、活血而不动血之特点，既能清热凉血，又善活血散瘀。且清中有透，能入阴分而清虚热。本品煎剂对枯草杆菌、大肠杆菌、伤寒杆菌、绿脓杆菌、溶血性链球菌、肺炎球菌等有较强抑制作用。其所含牡丹酚能抑制肥大细胞颗粒而能抗变态反应，还有抗炎、镇痛、镇静、解热、利尿等作用。

紫草

［来源］为紫草科多年生草本新疆紫草、紫草或内蒙紫草的干燥根。

［性味归经］味甘、咸，性寒。归心经、肝经。

［功效］凉血活血，解毒透疹。

［用法用量］煎服，3～10克。外用适量，熬膏或油浸外涂。

［使用注意］脾虚便溏者忌服。

［性能特点］本品既能凉血活血，又善解毒透疹；制膏

外用或油浸外涂能凉血解毒、活血消痈。本品煎剂、紫草苏对金黄色葡萄球菌、大肠杆菌、枯草杆菌等有抑制作用。水、乙醚、乙醇提取物均有一定的抗炎作用。

地肤子

[来源] 为藜科一年生草本地肤的干燥成熟果实。

[性味归经] 味苦，性寒。归膀胱经。

[功效] 清热利湿，止痒。

[用法用量] 煎服，10～15 克；外用适量。

[性能特点] 本品既善清利下焦湿热，又善能祛风止痒，治湿疹、风疹、皮肤瘙痒、阴痒等证，为皮肤科常用药。本品水浸剂(1∶3)对多种皮肤真菌均有不同程度的抑制作用。地肤子煎剂有利尿、抑制单核吞噬系统功能、抗炎作用。

附一

体质测评方法

九种体质测评方法（<65岁）

➢ 判定方法

回答《中医体质分类与判定表》中的全部问题，每一问题按5级评分，计算原始分及转化分，依标准判定体质类型：

原始分＝各个条目的分会相加

转化分数＝[（原始分－条目数）/（条目数×4）]×100

➢ 判定标准

平和质为正常体质，其他8种体质为偏颇体质，判定标准见下表。

体质类型	条　　件	判定结果
平和质	● 转化分≥60分 ● 其他8种体质转化分均<30分	是
	● 转化分≥60分 ● 其他8种体质转化分均<40分	基本是
	不满足上述条件者	否

续 表

体质类型	条　　件	判定结果
偏颇体质	转化分≥40分	是
	转化分30～39分	倾向是
	转化分＜30分	否

示例1

某人各体质类型转化分为：平和质75分，气虚质56分，阳虚质27分，阴虚质25分，痰湿质12分，湿热质15分，血瘀质20分，气郁质18分，特禀质10分。

根据判定标准，虽然平和质转化分≥60分，但其他8种体质转化分并未全部＜40分，其中气虚质转化分≥40分，故此人不能判定为平和质，应判定为是气虚质。

示例2

某人各体质类型转化分为：平和质75分，气虚质16分，阳虚质27分，阴虚质25分，痰湿质32分，湿热质25分，血瘀质10分，气郁质18分，特禀质10分。

根据判定标准，平质转化分≥60分，同时，痰湿质转化分在30～39之间，可判定为痰湿质倾向，故此人最终体质判定结果基本是平和质，有痰湿质倾向。

➤ 中医体质分类与判定表(＜65 岁)

平和质(A 型)

	没有 (根本不)	很少 (有一点)	有时 (有些)	经常 (相当)	总是 (非常)
(1) 您精力充沛吗?	1	2	3	4	5
(2) 您容易疲乏吗?*	1	2	3	4	5
(3) 您说话声音低弱无力吗?*					
	1	2	3	4	5
(4) 您感到闷闷不乐、情绪低沉吗?*					
	1	2	3	4	5
(5) 您比一般人耐受不了寒冷(冬天的寒冷,夏天的冷空调、电扇)吗?*					
	1	2	3	4	5
(6) 您能适应外界自然和社会环境的变化吗?					
	1	2	3	4	5
(7) 您容易失眠吗?*	1	2	3	4	5
(8) 您容易忘事(健忘)吗?*	1	2	3	4	5

注：标有 * 的条目需先逆向计分,即：1→5,2→4,3→3,4→2,5→1,再用公式转化分。

判断结果：□是　□倾向是　□否

气虚质(B 型)

	没有 (根本不)	很少 (有一点)	有时 (有些)	经常 (相当)	总是 (非常)
(1) 您容易疲乏吗?	1	2	3	4	5
(2) 您容易气短(呼吸短促,接不上气)吗?					
	1	2	3	4	5

续　表

	没有（根本不）	很少（有一点）	有时（有些）	经常（相当）	总是（非常）
(3) 您容易心慌吗?	1	2	3	4	5
(4) 您容易头晕或站起时晕眩吗?					
	1	2	3	4	5
(5) 您比别人容易患感冒吗?	1	2	3	4	5
(6) 您喜欢安静、懒得说话吗?					
	1	2	3	4	5
(7) 您说话声音低弱无力吗?	1	2	3	4	5
(8) 您活动量稍大就容易出虚汗吗?					
	1	2	3	4	5

判断结果：□是　□倾向是　□否

阳虚质(C型)

	没有（根本不）	很少（有一点）	有时（有些）	经常（相当）	总是（非常）
(1) 您手脚发凉吗?	1	2	3	4	5
(2) 您胃脘部、背部或腰膝部怕冷吗?					
	1	2	3	4	5
(3) 您感到怕冷、衣服比别人穿得多吗?					
	1	2	3	4	5
(4) 您比一般人耐受不了寒冷(冬天的寒冷，夏天的冷空调、电扇等)吗?					
	1	2	3	4	5

续 表

	没有（根本不）	很少（有一点）	有时（有些）	经常（相当）	总是（非常）
(5) 您比别人容易患感冒吗?					
	1	2	3	4	5
(6) 您吃(喝)凉的东西会感到不舒服或者怕吃(喝)凉东西吗?					
	1	2	3	4	5
(7) 您受凉或吃(喝)凉的东西后,容易腹泻(拉肚子)吗?					
	1	2	3	4	5

判断结果：□是 □倾向是 □否

阴虚质(D型)

	没有（根本不）	很少（有一点）	有时（有些）	经常（相当）	总是（非常）
(1) 您感到手脚心发热吗?	1	2	3	4	5
(2) 您感觉身体、脸上发热吗?					
	1	2	3	4	5
(3) 您皮肤或口唇干吗?	1	2	3	4	5
(4) 您口唇的颜色比一般人红吗?					
	1	2	3	4	5
(5) 您容易便秘或大便干燥吗?					
	1	2	3	4	5
(6) 您面部两颧潮红或偏红吗?					
	1	2	3	4	5

续 表

	没有（根本不）	很少（有一点）	有时（有些）	经常（相当）	总是（非常）
(7) 您感到眼睛干涩吗？	1	2	3	4	5
(8) 您感到口干咽燥、总想喝水吗？					
	1	2	3	4	5

判断结果：□是　□倾向是　□否

痰湿质(E 型)

	没有（根本不）	很少（有一点）	有时（有些）	经常（相当）	总是（非常）
(1) 您感到胸闷或腹部胀满吗？					
	1	2	3	4	5
(2) 您感到身体沉重不轻松或不爽快吗？					
	1	2	3	4	5
(3) 您腹部肥满松软吗？	1	2	3	4	5
(4) 您有额部油脂分泌多的现象吗？					
	1	2	3	4	5
(5) 您上眼睑比别人肿(上眼睑有轻微隆起的现象)吗？					
	1	2	3	4	5
(6) 您嘴里有黏黏的感觉吗？					
	1	2	3	4	5
(7) 您平时痰多，特别是咽喉部总感到有痰堵着吗？					
	1	2	3	4	5

续　表

	没有（根本不）	很少（有一点）	有时（有些）	经常（相当）	总是（非常）
(8) 您舌苔厚腻或有舌苔厚厚的感觉吗？					
	1	2	3	4	5

判断结果：□是　□倾向是　□否

湿热质(F型)

	没有（根本不）	很少（有一点）	有时（有些）	经常（相当）	总是（非常）
(1) 您面部或鼻部有油腻感或者油亮发光吗？					
	1	2	3	4	5
(2) 您容易生痤疮或疮疖吗？	1	2	3	4	5
(3) 您感到口苦或嘴里有异味吗？					
	1	2	3	4	5
(4) 您大便黏滞不爽、有解不尽的感觉吗？					
	1	2	3	4	5
(5) 您小便时尿道有发热感、尿色浓(深)吗？					
	1	2	3	4	5
(6) 您带下色黄(白带颜色发黄)吗？(限女性回答)					
	1	2	3	4	5
(7) 您的阴囊部位潮湿吗？(限男性回答)					
	1	2	3	4	5

判断结果：□是　□倾向是　□否

血瘀质(G型)

	没有 (根本不)	很少 (有一点)	有时 (有些)	经常 (相当)	总是 (非常)
(1) 您的皮肤在不知不觉中会出现青紫瘀斑(皮下出血)吗?					
	1	2	3	4	5
(2) 您两颧部有细微红丝吗?					
	1	2	3	4	5
(3) 您身体上有哪里疼痛吗?					
	1	2	3	4	5
(4) 您面色晦黯或容易出现褐斑吗?					
	1	2	3	4	5
(5) 您容易有黑眼圈吗?	1	2	3	4	5
(6) 您容易忘事(健忘)吗?	1	2	3	4	5
(7) 您口唇颜色偏黯吗?	1	2	3	4	5

判断结果:□是 □倾向是 □否

气郁质(H型)

	没有 (根本不)	很少 (有一点)	有时 (有些)	经常 (相当)	总是 (非常)
(1) 您感到闷闷不乐、情绪低弱吗?					
	1	2	3	4	5
(2) 您容易精神紧张、焦虑不安吗?					
	1	2	3	4	5

续　表

	没有（根本不）	很少（有一点）	有时（有些）	经常（相当）	总是（非常）
(3) 您多愁善感、感情脆弱吗？					
	1	2	3	4	5
(4) 您容易感到害怕或受到惊吓吗？					
	1	2	3	4	5
(5) 您胁肋部或乳房胀痛吗？					
	1	2	3	4	5
(6) 您无缘无故叹气吗？	1	2	3	4	5
(7) 您咽喉部有异物感，且吐之不出、咽之不下吗？					
	1	2	3	4	5

判断结果：□是　□倾向是　□否

特禀质（I型）

	没有（根本不）	很少（有一点）	有时（有些）	经常（相当）	总是（非常）
(1) 您没有感冒时也会打喷嚏吗？					
	1	2	3	4	5
(2) 您没有感冒时也会鼻塞、流鼻涕吗？					
	1	2	3	4	5
(3) 您有因季节变化、温度变化或异味等原因而咳喘的现象吗？					
	1	2	3	4	5

续　表

	没有（根本不）	很少（有一点）	有时（有些）	经常（相当）	总是（非常）
(4) 您容易过敏（对药物、食物、气味、花粉或在季节交替、气候变化时）吗？					
	1	2	3	4	5
(5) 您的皮肤容易起荨麻疹（风团、风疹块、风疙瘩）吗？					
	1	2	3	4	5
(6) 您的皮肤因过敏出现过紫癜（紫红色瘀点、瘀斑）吗？					
	1	2	3	4	5
(7) 您的皮肤一抓就红，并出现抓痕吗？					
	1	2	3	4	5

判断结果：□是　□倾向是　□否

老年人体质测评方法（≥65 岁）

➢ 老年人中医体质判定

国家中医药管理局制订了《老年版中医体质分类与判定》标准，根据《老年人中医药健康管理服务记录表》前 33 项问题采集信息，每一问题按 5 级评分，依据体质判定标准判定体质类型。

老年人中医药健康管理服务记录表

姓名　　　　　　　　　　　　　　　　　　　　　　　　　　编号：
□□□-□□□□□

请根据近一年的体验和感觉，回答以下问题	没有（根本不/从来没有）	很少（有一点/偶尔）	有时（有些/少数时间）	经常（相当/多数时间）	总是（非常/每天）
(1) 您精力充沛吗？（指精神头足，乐于做事）	1	2	3	4	5
(2) 您容易疲乏吗？（指体力较差，稍微活动一下或做一点家务劳动就感到累）	1	2	3	4	5
(3) 您容易气短，呼吸短促，接不上气吗？	1	2	3	4	5
(4) 您说话声音低弱无力吗？（指说话没有力气）	1	2	3	4	5
(5) 您感到闷闷不乐、情绪低沉吗？（指心情不愉快，情绪低落）	1	2	3	4	5
(6) 您容易精神紧张、焦虑不安吗？（指遇事心情紧张）	1	2	3	4	5
(7) 您因为生活状态改变而感到孤独、失落吗？	1	2	3	4	5

续 表

请根据近一年的体验和感觉，回答以下问题	没有（根本不/从来没有）	很少（有一点/偶尔）	有时（有些/少数时间）	经常（相当/多数时间）	总是（非常/每天）
(8) 您容易感到害怕或受到惊吓吗？	1	2	3	4	5
(9) 您感到身体超重不轻松吗？（感觉身体沉重）{BMI 指数=体重(kg)/[身高(m)]^2}	1 (BMI<24)	2 (24≤BMI<25)	3 (25≤BMI<26)	4 (26≤BMI<28)	5 (BMI≥28)
(10) 您眼睛干涩吗？	1	2	3	4	5
(11) 您手脚发凉吗？（不包含周围温度低或穿的少导致的手脚发冷）	1	2	3	4	5
(12) 您胃脘部、背部或腰膝部怕冷吗？（指上腹部、背部、腰部或膝关节等，有一处或多处怕冷）	1	2	3	4	5
(13) 您比一般人耐受不了寒冷吗？（指比别人容易害怕冬天或是夏天的冷空调、电扇等）	1	2	3	4	5

续 表

请根据近一年的体验和感觉，回答以下问题	没有（根本不/从来没有）	很少（有一点/偶尔）	有时（有些/少数时间）	经常（相当/多数时间）	总是（非常/每天）
(14) 您容易患感冒吗？（指每年感冒的次数）	1 一年<2 次	2 一年感冒 2～4 次	3 一年感冒 5～6 次	4 一年 8 次以上	5 几乎每月都感冒
(15) 您没有感冒时也会鼻塞、流鼻涕吗？	1	2	3	4	5
(16) 您有口黏口腻，或睡眠打鼾吗？	1	2	3	4	5
(17) 您容易过敏（对药物、食物、气味、花粉或在季节交替、气候变化时）吗？	1 从来没有	2 一年 1、2 次	3 一年 3、4 次	4 一年 5、6 次	5 每次遇到上述原因都过敏
(18) 您的皮肤容易起荨麻疹吗？（包括风团、风疹块、风疙瘩）	1	2	3	4	5
(19) 您的皮肤在不知不觉中会出现青紫瘀斑、皮下出血吗？（指皮肤在没有外伤的情况下出现青一块紫一块的情况）	1	2	3	4	5

续 表

请根据近一年的体验和感觉，回答以下问题	没有（根本不/从来没有）	很少（有一点/偶尔）	有时（有些/少数时间）	经常（相当/多数时间）	总是（非常/每天）
(20) 您的皮肤一抓就红，并出现抓痕吗？(指被指甲或钝物划过后皮肤的反应)	1	2	3	4	5
(21) 您皮肤或口唇干吗？	1	2	3	4	5
(22) 您有肢体麻或固定部位疼痛的感觉吗？	1	2	3	4	5
(23) 您面部或鼻部有油腻感或者油亮发光吗？(指脸上或鼻子)	1	2	3	4	5
(24) 您面色或目眶晦黯，或出现褐色斑块/斑点吗？	1	2	3	4	5
(25) 您有皮肤湿疹、疮疖吗？	1	2	3	4	5
(26) 您感到口干咽燥、总想喝水吗？	1	2	3	4	5
(27) 您感到口苦或嘴里有异味吗？(指口苦或口臭)	1	2	3	4	5

续　表

请根据近一年的体验和感觉，回答以下问题	没有（根本不/从来没有）	很少（有一点/偶尔）	有时（有些/少数时间）	经常（相当/多数时间）	总是（非常/每天）
(28) 您腹部肥大吗？（指腹部脂肪肥厚）	1（腹围＜80 cm，相当于2.4尺）	2（腹围80～85 cm，2.4～2.55尺）	3（腹围86～90 cm，2.56～2.7尺）	4（腹围91～105 cm，2.71～3.15尺）	5（腹围＞105 cm，3.15尺）
(29) 您吃（喝）凉的东西会感到不舒服或者怕吃（喝）凉的东西吗？（指不喜欢吃凉的食物，或吃了凉的食物后会不舒服）	1	2	3	4	5
(30) 您有大便黏滞不爽、解不尽的感觉吗？（大便容易黏在马桶上）	1	2	3	4	5
(31) 您容易大便干燥吗？	1	2	3	4	5
(32) 您舌苔厚腻或有舌苔厚厚的感觉吗？（如果自我感觉不清楚可由调查员观察后填写）	1	2	3	4	5

续 表

请根据近一年的体验和感觉，回答以下问题					没有（根本不/从来没有）	很少（有一点/偶尔）	有时（有些/少数时间）	经常（相当/多数时间）	总是（非常/每天）
(33) 您舌下静脉瘀紫或增粗吗？（可由调查员辅助观察后填写）					1	2	3	4	5
体质类型	气虚质	阳虚质	阴虚质	痰湿质	湿热质	血瘀质	气郁质	特禀质	平和质
体质辨识	1. 得分____ 2. 是 3. 倾向是	1. 得分____ 2. 是 3. 倾向是	1. 得分____ 2. 是 3. 倾向是	1. 得分____ 2. 是 3. 倾向是	1. 得分____ 2. 是 3. 倾向是	1. 得分____ 2. 是 3. 倾向是	1. 得分____ 2. 是 3. 倾向是	1. 得分____ 2. 是 3. 倾向是	1. 得分____ 2. 是 3. 基本是

体质判定标准表

体质类型及对应条目	条　件	判定结果
气虚质(2)(3)(4)(14) 阳虚质(11)(12)(13)(29) 阴虚质(10)(21)(26)(31) 痰湿质(9)(16)(28)(32) 湿热质(23)(25)(27)(30) 血瘀质(19)(22)(24)(33) 气郁质(5)(6)(7)(8) 特禀质(15)(17)(18)(20)	各条目得分相加之和≥11分	是
	各条目得分相加之和为9～10分	倾向是
	各条目得分相加之和≤8分	否
平和质(1)(2)(4)(5)(13)(其中,(2)(4)(5)(13)反向计分,即1→5,2→4,3→3,4→2,5→1)	各条目得分相加之和≥17分,同时其他8种体质得分均≤8分	是
	各条目得分相加之和≥17分,同时其他8种体质得分均≤10分	基本是
	不满足上述条件者	否

➢ 注意事项

信息采集：提醒受试者以一年内的感受与体验为判断依据,而非即时感受。参照括号内的描述向受试者解释其不能理解的条目,但不能主观引导受试者的选择。

表格填写：逐条逐项填写,杜绝漏填。每一个问题只能选一个选项,在最符合的选项上划“√”。如出现规律性选项等情况,需要核实。

体质判定：偏颇体质正向计分,平和质有4个条目反向计分(即 1→5,2→4,3→3,4→2,5→1)。判定平和质时,除了达到得分条件外,同时其他 8 种体质得分均≤10 分。当每种体质得分相加均≤8 分,出现无法判断体质类型等情况,则需 2 周后重新填写。